통증이 잡힌다!

가네코 다다시 지음
문혜원 옮김

10초로 끝나는 셀프 신경계 스트레칭

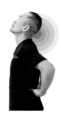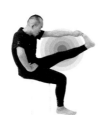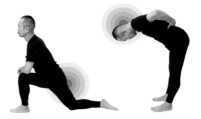

흐름출판

만성통증이나 저림 증상을 없애고 싶다!

"스트레칭을 의학으로!"라는 슬로건을 내걸고 밤낮으로 활동 중인 가네코 다다시입니다. 우선 이 책을 펼친 여러분들에게 감사 인사를 드립니다. 저는 스포츠과학 연구과에서 석사 학위를 받은 물리치료사입니다. 일본에서 최초로 스트레칭 전문점을 경영하며 20년 넘게 통증, 컨디션 난조를 개선하려고 노력해왔습니다.

이 책에서 소개하는 내용은 근육이나 몸을 이완하는 마사지, 골반 및 척주를 교정하는 마사지와는 다릅니다. 미국에서 개발된 재활요법을 바탕으로 신경에 접근하여 원활한 동작 수행을 돕는 '신경계 스트레칭'입니다. 웬만해선 통증이 생기지 않는 몸 만들기를 위한 '자세 개선법'이기도 합니다. 고쿠시칸대학교와의 공동 연구를 통해 의학적 효과도 입증했습니다. 저를 찾아온 이후 만성통증이나 저림 증상이 기적처럼 사라진 분들이 많습니다.

저는 페더급(featherweight의 약자로 복싱계의 체중별 계급 중 하나. 제한 체중은 57.15kg) 2위를 차지한 프로 킥복싱 선수로 활동한 이후, 스포츠 스트레칭 전문점 경영에 나서기 시작했습니다. 재활치료 효과를 극대화하기 위한 과정으로 병원 및 요양시설에서 실습을 진행한 적이 있습니다. 그때 '만성통증'을 고치지 못하고, 진통제나 찜질과 같은 대증요법을 취할 수밖에 없는 현대 의학의 한계를 느꼈습니다.

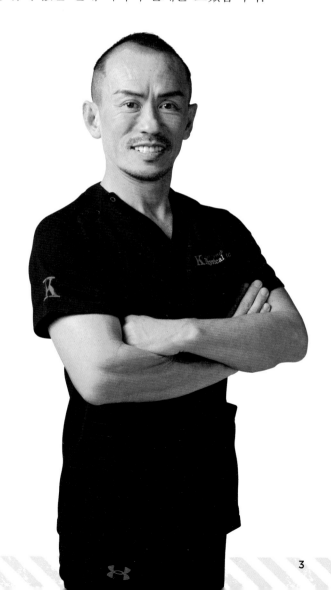

근육을 스트레칭 해도
만성통증은 사라지지 않는다!

만성통증의 원인인 나쁜 자세를 치료할 방법이 딱히 없어서 증상은 나아지지 않습니다. 왜 그럴까요? 슬프게도 나쁜 자세나 만성통증은 병원 입장에서 재정 건전성을 생각할 때, 투자하기 어려운 분야입니다. 이러한 상황을 접하면서 만성통증 분야는 꼭 내가 공부해야겠다고 결심했습니다. 만성통증을 없애고 자세를 바로잡으면 더 많은 사람이 행복하게 오래 살 수 있다고 판단했습니다.

정기적으로 신체검사를 하고, 비싼 영양제를 먹어도 몸의 토대가 되는 자세가 틀어지면 소용이 없습니다. 또 신체가 약해졌다는 신호나 다름없는 통증이 생기면 건강한 삶과 멀어집니다. 연구 결과, 만성통증을 고치려면 근육 스트레칭 대신 신경에 접근할 필요가 있다는 사실에 도달했습니다. 수년 전부터 신경계 스트레칭을 시작했더니 눈에 띄는 효과가 나타났습니다.

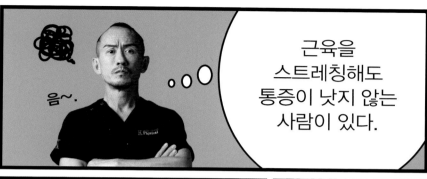

근육을 스트레칭해도 통증이 낫지 않는 사람이 있다.

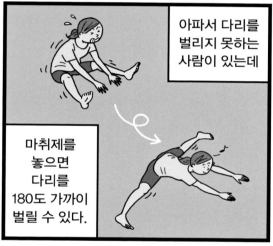

아파서 다리를 벌리지 못하는 사람이 있는데

마취제를 놓으면 다리를 180도 가까이 벌릴 수 있다.

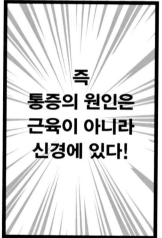

즉 통증의 원인은 근육이 아니라 신경에 있다!

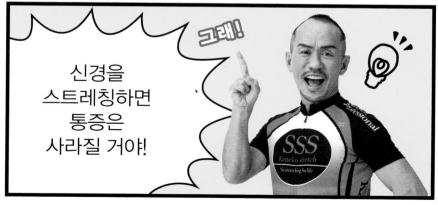

그래!

신경을 스트레칭하면 통증은 사라질 거야!

스트레칭을 의학으로!

유튜브에 올린 모든 영상을 통해 반복해서 전달하는 말이 있습니다. 바로 "스트레칭을 의학으로!"입니다. 제 활동의 근간을 이루고 있는 말이죠. 제 목표는 해외에 있는 '피지오(Physio)'입니다. 일본의 물리치료사는 병원에서 의사의 지시에 따라 일을 합니다. 하지만 미국이나 오스트레일리아, 뉴질랜드와 같은 나라에서 물리치료사는 의사와 동일하게 환자를 진단할 수 있고, '피지오'라는 클리닉을 운영하는 등 직무 범위가 일본보다 상당히 넓습니다.

골절 혹은 응급 치료가 필요한 상황이 아니라면 '만성통증'은 재활의학을 공부한 물리치료사가 담당하는 것이 세계적인 추세입니다. 통증이 있으면 먼저 정형외과가 아니라 피지오에 갑니다. 오스트레일리아 등의 국가에서는 일반적인 일입니다.

하지만 일본에는 아직 없습니다. 저는 스트레칭을 의학으로 널리 알리고 싶습니다. 스트레칭이 신체의 기능 회복이나 향상을 위한 과정에 더 활용되면 좋겠습니다. 신경계 스트레칭은 약물치료가 아닌 '재활치료'입니다. 이론과 방법을 파악한 상태에서 신경계 스트레칭을

유튜브로도 신경계 스트레칭 안내

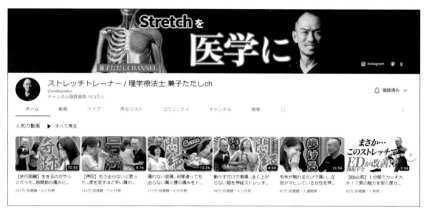

간단히 시도할 수 있는 신경계 스트레칭. 아픈 증상을 고작 몇 분 만에 고치는 '효과 검증하기' 기획 영상이 올라와 있다.

실시하면 몸은 확실히 바뀝니다. 매일 하는 양치질이나 헤어트리트먼트처럼 습관으로 만들어두면 정말 좋습니다. 자, 이제부터 함께 시작해봅시다.

차례 CONTENTS

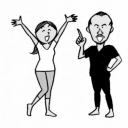

PART 1 신경계 스트레칭으로 일어난 기적의 사례

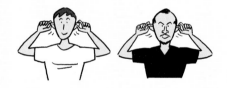

PART 2 만성통증이 말끔히 사라지는 신경계 스트레칭이란?

PART 3 통증 부위별 신경계 스트레칭의 방식

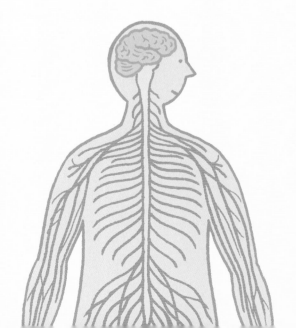

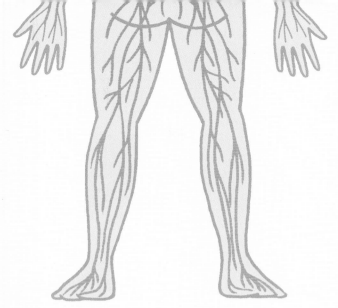

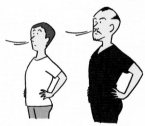

PART 4 가다듬은 신경을 바른 위치에 유지하는 리셋 호흡

우선 실제로 '신경계 스트레칭'을 실시한 후 통증이나 아픈 증상이 극적으로 개선된 사람들의 체험담을 살펴볼까요?
가네코 다다시의 유튜브 채널에 출연한 분들을 비롯한 총 5명에게 기적과도 같은 이야기를 들었습니다.

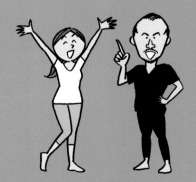

PART 1

신경계
스트레칭으로
일어난
기적의 사례

사례 ① 어깨부터 팔의 통증

> 계속 아팠던 왼쪽 어깨
> 정형외과에서도 포기했는데…
> 신경계 스트레칭으로
> 말끔히 사라진 통증에 감동!

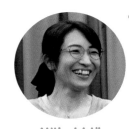

H씨 · 44세

통증 부위	왼쪽 어깨, 왼팔, 왼손 저림
주요 증상	아파서 움직일 수 없고, 팔을 못 올림
원인	자동차 교통사고
통증 기간	1년

H씨의
신경계 스트레칭을
유튜브로 체크!

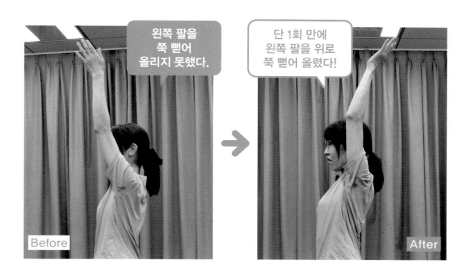

1년간 계속된 통증에서 해방! 지금은 첫 손주를 안을 수 있다!

교통사고가 모든 것의 시작이었어요. 사고 당시에는 입술만 찢어졌고 출혈이나 골절은 없었습니다. 경찰관이 바로 병원에 가 보라고 했지만 너무 놀란 나머지 뭔가를 할 생각을 하지 못했어요.

저녁이 되자 온몸에 통증이 생겨 정형외과 병원에 갔습니다. 아프다고 호소해도 "외상이 없으니 진찰할 필요가 없다"고 하더군요. 어깨부터 팔꿈치, 손목, 손까지 아프다고 몇 번을 말해도 의사는 "팔을 위로 올려보세요. 올라가죠? 문제없는 거예요"라며 제 고통을 전혀 헤아려주지 않았어요. 치료도 받지 못했습니다.

팔이 올라가지 않아서 집안일도 못 했고, 헤어드라이어조차 들기 힘들었어요. 지인 중에 마사지 치료 전문가가 있어서 상담 후 치료를 받았습니다. 점차 통증이 누그러졌으나 반년 정도 지나자, 더 이상 변화가 없었어요. '여기까지구나' 하고 체념했습니다.

병원을 바꾸고 싶어도 교통사고 보험 관계상 어렵다는 사실을 알고 꾹 참고 다녔습니다. 그러다 통증을 견디지 못해 한번은 다른 병원에 갔는데 이런 말을 들었어요.

"다니던 병원의 선생님이 문제가 없다고 했으니 괜찮겠죠. 외상이나 골절도 없고 MRI에 문제도 나타나지 않아요. 원인이 없는데 통증이 지속된다면 그건 기분 탓이에요. 정신과에 가보는 편이 좋겠네요."

나는 분명히 아픈데 아무도 알아주지 않아서 울적한 나날을 보냈습니다. 그러던 어느 날 남편의 권유로 가네코 선생님을 만나게 되었습니다. 하지만 저는 사고를 겪고 나서 여러 차례 증상을 설명해도 호전된 적이 없었기에 '어차피 이해하지 못할 테고, 낫지도 않겠지'라고 생각했어요. 경위를 설명하기도 귀찮았고, 모르는 사람이 제 몸을 만지고 시술하는 것도 내키지 않았습니다.

하지만 선생님이 제 몸을 살피며 만져보다가 "여기가 아프죠?"라고 말했을 때 저는 깜짝 놀랐습니다. '이 사람은 뭔가 아는구나' 싶었지요.

시술은 정말 아팠습니다. 그래도 시술을 마치고 일어선 순간부터 온몸이 가벼워졌어요. 지난 1년간 팔을 올릴 때마다 계속 아프고 저렸는데 시술 후에는 팔을 올려도 아프지 않았습니다. '이게 뭐지?' 표현하기 힘든 감정에 휩싸이면서 눈물이 나왔어요. 그날 바로 선생님의 치료 프로그램을 예약했습니다. 처음에는 주 1회 정도, 지금은 예약이 늘 꽉 차 있어서 월 1회 정도 다닙니다.

오래 앓아온 왼쪽 어깨의 통증은 그날 하루 만에 거의 사라졌어요. 가네코 선생님의 신경계 스트레칭을 만난 이후, 생활이 달라졌습니다.

사고 이후로 걷기조차 힘들었는데 그날부터는 정상적으로 움직이게 되었습니다. 체력을 키우는 편이 좋다고 해서 하이킹을 하는 등 활동적으로 다니고 있습니다.

무엇보다 기쁜 점은 첫 손주를 돌볼 수 있게 된 거예요. 첫째 며느리가 임신했을 때는 여전히 몸이 아팠어요. 하지만 가네코 선생님 덕에 지금은 손주를 안은 상태에서 집안일을 할 만큼 몸이 회복되었어요! 왼팔로 아이를 안을 수 있다니! 너무 기뻐서 선생님께 사진까지 보냈습니다.

교통사고 이전의 몸으로 돌아가긴 어렵겠지만 심신이 편안한 상태에서 손주와 놀며 평범하게 지내는 삶이 제 목표예요. 세상에는 '아픈 상태가 일상'인 사람들도 있을 텐데 '아프지 않은 상태가 일상이어야 합니다. 가네코 선생님은 그러한 생활을 보내도록 도와줄 분'이라고 많은 사람에게 소개하고 싶습니다.

\ 가네코의 조언! /

〈H씨의 어깨부터 팔까지 이어진 통증〉

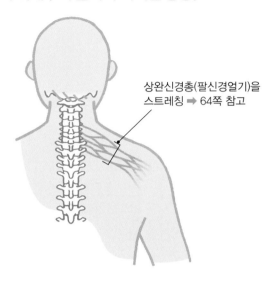

상완신경총(팔신경얼기)을
스트레칭 ➡ 64쪽 참고

경미한 통증에 사고가 결정타를 날렸다.
바른 자세에서 걷기를 지속해라!

턱이나 목의 불균형으로 척주가 왼쪽으로 약간 휜 상태였는데 교통사고
로 증세가 악화되면서 신경을 압박한 듯합니다. 사람도 동물이라 움직여
야 건강해져요. 치료를 받고 회복한들 움직이지 않으면 다시 예전으로
돌아갈 수 있습니다. 바른 자세로 걷기 운동을 하며 혈류를 개선하고 체
온을 높여 보세요. 한결 낫기 쉬워집니다.

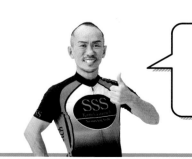

혈류를 개선하고
체온을 올리면 건강해져요!

고관절이 아파서 걷지 못하는 상태!
도보 5분 거리에 30분 소요.
신경계 스트레칭으로
거짓말처럼 나았다!

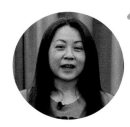

나 씨 · 45세

통증 부위	고관절(엉덩관절), 다리
주요 증상	걷지 못함, 늘 아파서 곤란한 일상생활
원인	불명확함. 어느 날 부자연스러운 감각이 생김
통증 기간	약 6년

나 씨의
신경계 스트레칭을
유튜브로 체크!

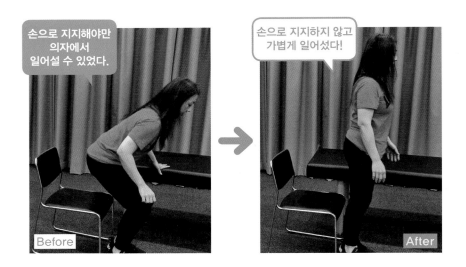

손으로 지지해야만
의자에서
일어설 수 있었다.

손으로 지지하지 않고
가볍게 일어섰다!

Before

After

인생이 바뀐 하루, 6년 만에 빠르게 걸었다!

오랫동안 고관절(엉덩관절)과 다리가 아팠어요. 증상이 나타난 시기는 5~6년 전이었어요. 처음에는 통증보다는 자세에 따라 고관절에서 소리가 났고, 걷기가 어려운 정도였습니다.

당시 체중이 약 100kg이었어요. 병원에 가니 "연골이 마모된 탓이겠죠. 체중을 줄이면 낫습니다"라고 이야기해서 다이어트를 했는데 살을 빼자 더 아팠어요. 부자연스러운 감각이 점차 통증으로 변했고 3년 정도는 심하게 아파서 겨우 버티며 지냈어요. 고관절이 아프니까 자전거를 타기도, 의자에 앉기도 힘들었어요. 무엇을 해도 아프고, 심할 때는 집에서 도보 5분 거리인 전철역까지 걷는 데 30분이나 걸렸습니다.

지팡이를 짚지 않아서, 주위에서는 제가 '통증'을 겪는다는 사실을 몰랐습니다. 여러 행동에 제약이 생겼고, 남들처럼 걷지 못한다는 사실에 자주 우울했죠. 친구랑 술이라도 마실 때는 "어차피 나는 안 돼"라며 늘 신세 한탄을 했어요.

가네코 선생님을 발견한 아들이 유튜브에 일단 메일을 보내자고 했어요. 답장이 올 리가 없다고 여겼는데 출연하라는 연락이 왔습니다. 솔직히 처음엔 전혀 기대를 안 했어요. 병원에도 숱하게 가봤고, 골반 교정 마사지나 침 치료, 신경 주사 치료도 받아봤지만 전혀 효과가 없었죠. 이제는 수술밖에 없겠다 싶었습니다. 하지만 인공관절은 시간이 지나면 약해지니 50대 이후에 해야겠다고 생각했어요. 앞으로 5년 더 통증을 견뎌야 한다는 건 끔찍했지만요. 신경계 스트레칭으로 현재 상황이 나아질 거라는 기대는 하기 어려웠죠. 그러나 가네코 선생님의 시술을 받으며 큰 충격을 받았고 인생이 달라졌어요.

'내가 이런 동작은 못 했는데?' 뇌가 상황을 따라잡지 못해 패닉 상태가 되었습니다. 매일 곁에 있던 아들도 깜짝 놀라더군요. 가네코 선생님께 계속 시술을 받으면 더 좋아질 거라는 희망이 보였죠. 촬영에 임하기 전의 통증을 최대 100으로 치면, 촬영 직후에는 20~30까지 가라앉았어요.

그때부터 주기적으로 가네코 선생님의 스튜디오에 다녔어요. 시술은 솔직히 너무 아파서 한 번 통증을 느끼면 잠시 후 더 악화되기도 합니다. 나랑 안 맞나 싶기도 하지만 일단 할 수 있는 데까지 해보자는 마음으로 임하는 중이에요. 오늘은 아침부터 몸 상태가 매우 좋고, 통증도 없습니다.

지금까지 다리 통증을 견디기 위한 자세로 걸었는데 좋은 자세가 아니어서 가네코 선생님께 바르게 걷는 법을 배웠어요. 오랫동안 바라왔던 일입니다. 다리 주변에 부자연스러운 감각이 생긴 후부터는 빠르게 걷지 못했는데 6년 만에 해냈습니다. 정말 감동했어요. 한 단계 더 나아갈 수 있게 되었고, 점점 희망이 보이기 시작했어요. 이제부터 행동반경이 넓어질 텐데 무척 기대됩니다. 전부터 해보고 싶었던 벨리댄스를 배우자는 꿈도 생겼어요.

제 영상이 나간 후 고관절 통증에 시달린 분들이 가네코 선생님을 찾는 사례가 늘었다고 합니다. 모두 수술밖에 방법이 없다고 여겼으나 가네코 선생님 덕분에 나았다고 해요. 그때 용기를 내서 참 다행입니다.

\ 가네코의 조언! /

〈나 씨의 변형성 고관절증〉

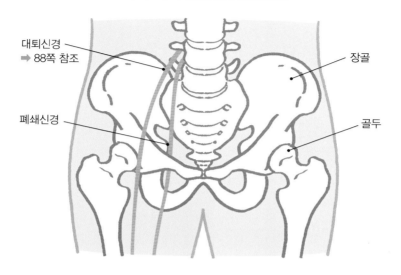

대퇴신경
➡ 88쪽 참조

장골

폐쇄신경

골두

변형성 고관절증의 증세가 보이지만
그보다는 팽팽해진 신경이 원인

변형성 고관절증의 증세가 보이긴 하나 보행에 영향을 줄 정도라고 생각하진 않습니다. 문제는 대퇴신경과 폐쇄신경이 팽팽해져 고관절의 정렬에 영향을 끼친 것입니다. 고관절은 넙다리뼈머리가 장골(엉덩뼈)에 잘 끼워져야 움직이기 때문에 이 부위를 시술했어요. 뒤로 젖혀진 자세를 바로잡아 압박된 신경을 원활히 흐르게 하고, 신경계 스트레칭을 몇 회 더 반복하면 통증이 사라지리라 봅니다.

원인을 알면
신경계 스트레칭으로
통증이 사라집니다.

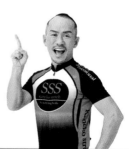

> 병원에 가도 낫지 않던
> 허리, 어깨, 목 등 전신의 통증.
> 신경계 스트레칭으로
> 기적처럼 사라졌다!

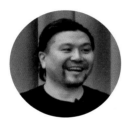

시바타 씨 · 40세

통증 부위 전신(허리, 어깨, 목, 머리, 무릎, 팔)

주요 증상 약이 없으면 하루 종일 몸이 아파서 움직이지 못함

원인 불분명

통증 기간 8년

 시바타 씨의
신경계 스트레칭을
유튜브로 체크!

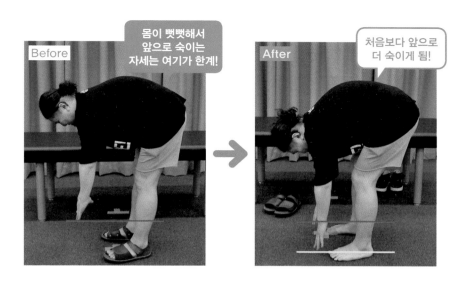

기적 같은 시술로 일상의 모든 것이 달라졌다!

처음에는 오른쪽 무릎에 이상한 느낌이 들기 시작했어요. 계속 책상에 앉아 일을 했는데 '운동 부족인가?' 싶어서 운동을 했으나 낫지 않았고, 병원에서도 원인을 모르겠다고 했어요. 예전에 교통사고로 왼쪽 발목이 분쇄 골절된 이후, 체중을 지지하는 방식이 바뀌면서 오른쪽 무릎에 부담이 실린 것 같다고 하더군요.

하지만 안정을 취해도 낫지 않았어요. 통증은 오른쪽 무릎에서 점차 온몸으로 퍼지며 더 심해졌고 움직이기 어려운 지경에 이르렀습니다. 마사지, 병원 진료, 스트레칭 교실 등을 통해 통증을 치료하던 중 문득 깨달았어요. 지금껏 근육 쪽으로만 접근했다는 사실을요.

유명한 정형외과에서 "마사지나 약으로 통증을 없앨 수 있지만 재발한다. 근본적인 치료 방식은 아니다"라는 말을 듣고 자가면역질환일 가능성을 염두에 두며 공부를 시작했어요.

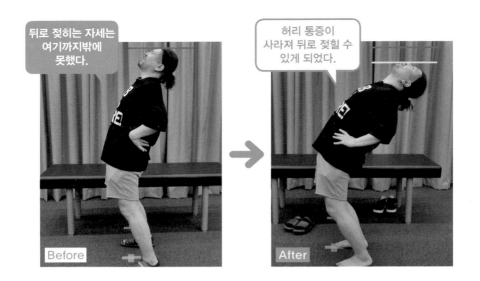

아무래도 혈액이 염증을 일으키는 듯한데 그 염증이 뭔지 모르니 근육 대신 정형외과 분야의 지식을 파고들 필요가 있다고 느꼈어요. 그때 텔레비전에서 본 수상쩍은 아저씨가 떠올랐습니다. 네. 가네코 선생님이에요. 홈페이지를 보니 마침 '신경에 대한 접근'이라고 쓰여 있었고, '정답'이라는 생각에 유튜브 출연 및 참가를 신청했어요. 하루 만에 연락이 와서 출연했습니다. 정말 기뻤어요.

가네코 선생님의 시술을 받자 소름이 돋았습니다. '뭐지 이건? 이런 게 있다니'라고 느낄 만큼 기적처럼 전신의 통증이 사라져서 놀랐습니다. '류머티즘' 같다는 말까지 들었던 손의 경직이 순식간에 풀렸고 지금도 멀쩡합니다. 또 몸이 아파서 몇 년간 뛰지 못했는데 촬영 후 귀가 중에는 뛸 수 있었어요. 계단도 한 계단씩, 천천히 밟아야 했는데 이제는 그냥 자연스럽게 내려갑니다. 과장이 아니라 일상 전체가 달라졌어요.

지금도 가네코 선생님의 스튜디오에 다닙니다. 재미있는 건 시술을 막 받았을 때의 상태가 가장 좋은 게 아니라 시술을 받고 다음 시술 날짜가 다가올수록 몸이 점점 좋아진다는 거예요. 혼자서 케어할 때는 마사지건을 주 2회, 5분씩 사용하고, 다리나 배를 마사지합니다.

　　전에는 조깅을 싫어했는데 지금은 몸을 움직이는 일이 즐겁습니다. 어제도 1.7km 달렸어요. 실내 야구장에도 가고, 한 달간 홋카이도에 머물며 스노보드에 도전하려고 해요. '할 수 있는 데까지 해보자'라는 마음으로 도전하는 일이 재미있어요. 가네코 선생님을 만나 시술을 받았던 그날 하루로 인생이 달라졌습니다.

〈시바타 씨의 원인이 불분명한 전신 통증〉

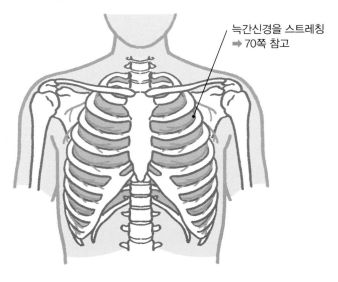

늑간신경을 스트레칭
➡ 70쪽 참고

전신의 컨디션 악화는
'복부 혈관'이 일으킬 가능성이 있다.

시바타 씨는 견갑골 쪽 근육 주변이 긴장되어 늑간신경이 굳은 상태였어요. 손발이 경직되거나 차고, 잘 붓는 증상의 근본적인 원인은 대동맥, 대정맥이 있는 복부 내 혈관이 압박된 데 있다고 판단했습니다. 그때는 손발을 마사지해도 의미가 없습니다. 견갑골과 복부에 효과가 있는 늑간신경 스트레칭을 반복하면 분명 좋아집니다.

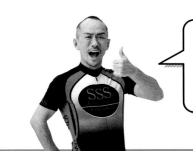

전신에 통증이 있다면
늑간신경을 스트레칭해 보세요!

쭈그리지 못할 정도로
심한 무릎 통증.
신경계 스트레칭으로
풀 뽑기도 쉬워졌다!

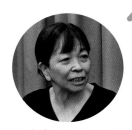

미사코 씨 · 61세

통증 부위 무릎, 허리

주요 증상 무릎을 굽히지 못해 일상생활에 지장

원인 아마 이불에 걸려 넘어져 무릎을 다친 일

통증 기간 약 30년

미사코 씨의
신경계 스트레칭을
유튜브로 체크!

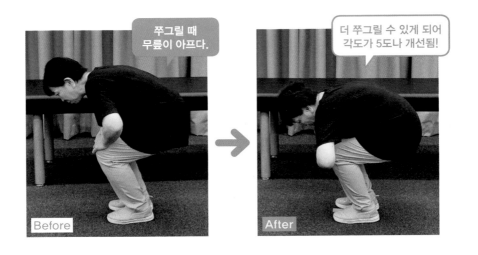

출산 때보다 아팠지만 15분 만에 무릎이 제법 편해졌다!

30년 전부터 왼손이 저렸어요. 첫 아이가 태어났을 때, 왼팔로만 안는 습관이 있어서 손이 저리기 시작했고, 반년 동안 마사지 치료를 받았으나 낫지 않아서 포기한 채 살아왔습니다.

10년 전부터는 아픈 곳이 늘어 오십견도 생기고, 방에서 이불에 걸려 넘어져 무릎에 통증이 생겼어요. 배에 힘을 못 줬고, 무거운 짐을 들 힘도 없어지고 요추 과전만 증상도 생기면서 온몸이 아팠습니다. 척주 지압, 마사지 치료도 받았지만 저랑 맞는 선생님을 찾지 못했어요.

입소문을 듣고 찾아갔지만 별다른 효과가 없었습니다. 누구를 신뢰해야 하나 혼란스러워졌고, 점점 낯선 곳이 두려워졌어요.

무릎이 아프지만 의자에 앉을 수는 있고, 못 걷는 상태도 아니어서 '이대로 살아야 하나' 하고 자포자기 했던 무렵이었어요. 딸이 "가네코 선생님이라는 분, 정말 대단하니까 한 번 보세요"라고 추천해줘서 H씨 (14쪽에 등장)의 영상을 봤습니다. 통증이 얼마나 괴로운지 잘 알기에

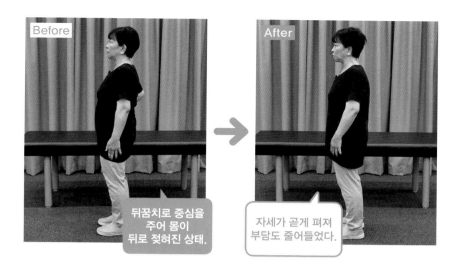

Before
뒤꿈치로 중심을
주어 몸이
뒤로 젖혀진 상태.

After
자세가 곧게 펴져
부담도 줄어들었다.

'이렇게 좋아진다면 나도 가보고 싶다'는 생각이 들었고, 딸이 신청해줬어요. '과연 내 통증을 이해할 수 있을까?'라는 불안감과 기대감이 뒤섞였지만요. 촬영 당일, 가장 놀란 점은 사전에 문진 같은 과정을 전혀 거치지 않고, 바로 시술에 들어간 거예요. 시술 중에는 출산할 때보다 아파서 눈물이 나왔지만, 지금 이 고통을 참으면 몸이 확실히 좋아지리라 믿고 겨우 참았어요. 그만큼 아팠습니다.

간신히 고통을 참았더니 15분 만에 몸이 갑자기 편해졌어요. 엄청난 시술이었죠. '무릎이 이렇게 가벼워지다니' 싶었고, 지금까지 몰랐던 감각을 느꼈죠. 촬영이 끝난 후 화장실에 갈 때도 무릎 굽히기가 상당히 편했어요. 집에 와서도 마찬가지였어요. 이제껏 욕조에 들어갈 때마다 아팠지만 그날은 편안했고, 잠도 잘 잤어요. 시술을 받고 열흘 정도는 내내 컨디션이 좋았습니다. 저처럼 오랫동안 통증을 앓았던 사람들도 좋아졌으니 최근에 아프기 시작한 분이라면 더 빨리 나을 거예요.

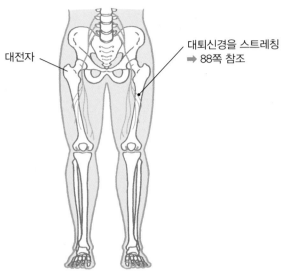

〈미사코 씨의 무릎 통증〉

대전자

대퇴신경을 스트레칭
➡ 88쪽 참조

발뒤꿈치로 중심을 잡는 자세가
요통과 무릎 통증을 유발한다.

대퇴골(넙다리뼈)의 일부인 '대전자(큰돌기)'와 같은 선상에 어깨와 귀가
있어야 바른 자세를 취했다고 볼 수 있습니다. 하지만 발꿈치뼈에 중심
을 두고 서는 습관 탓에 몸을 뒤로 젖히는 상태가 이어지면서 미사코 씨
의 허리나 무릎 통증을 일으켰죠. 대퇴신경 스트레칭을 한 후, 등을 곧게
펴고 발뒤꿈치를 올렸다가 천천히 내리면 발가락을 사용해서 설 수 있게
되고 요추 과전만 자세도 바로잡게 됩니다.

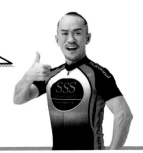

요추 과전만을 개선할
간단한 방법! 등을 곧게 펴고
발뒤꿈치를 올렸다가
천천히 내려 보세요.

지팡이를 짚어야
겨우 걸었던 78세.
신경계 스트레칭으로
성큼성큼 걷게 됨!

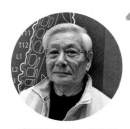

사쿠라이 씨 · 78세

통증 부위 좌골신경통, 허리(허리 디스크)

주요 증상 통증으로 푹 잠들기 어려움

원인 술에 취해 운동 기구 위에서 자다가 일어났더니
극심한 통증이 생김

통증 기간 3개월

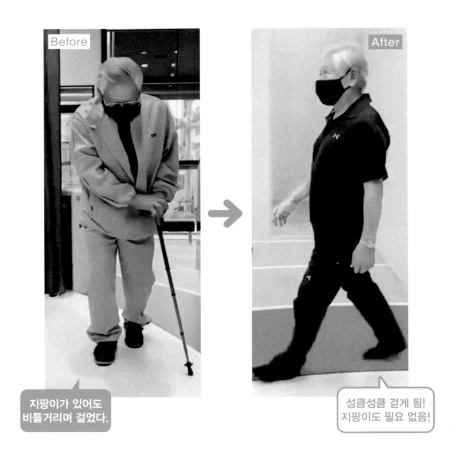

Before
지팡이가 있어도
비틀거리며 걸었다.

After
성큼성큼 걷게 됨!
지팡이도 필요 없음!

가네코 선생님의 '신의 손'으로 수술 없이 기적의 부활!

20대부터 허리 통증이 있었고, 몸이 피곤하면 허리가 아팠어요. 치명적으로 악화되기 시작한 것은 술에 취해 운동 기구 위에서 잠들어버린 뒤부터였죠. 일어났더니 극심한 통증이 생겨 마사지 치료도 받고 찜질도 했지만 통증은 더 심해졌어요. 근처 종합병원에서 MRI를 찍었더니 디스크와 좌골신경통이라는 진단이 나왔어요.

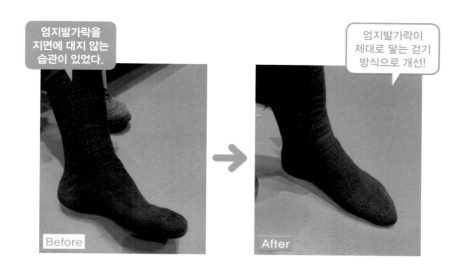

어떤 자세로 자도 아프고, 걷거나 서기도 어려웠습니다. 화장실에도 기어서 갈 정도였죠. 신경 주사 치료도, 꽤 강한 진정제도 소용이 없었어요. 잠든 지 2시간 만에 통증으로 깨어나길 반복했고, 수면도 생활도 뜻대로 되지 않았어요.

수술을 해도 좋아질 가능성은 절반 정도였고요. 다른 방법을 찾던 중 아들이 가네코 선생님을 발견했어요.

가네코 선생님의 스튜디오에 가서 직원에게 시술을 받았고 2주 뒤, 가네코 선생님께 직접 시술을 받았습니다. 제 몸을 살피던 선생님을 보고 '이분이라면 고쳐줄 것 같다. 이젠 괜찮겠다'라는 확신이 들었어요. 턱, 견갑골, 허리 시술을 받는데 통증이 너무 괴로워 그만 기절했어요. 하지만 시술 후 조심조심 걸었더니 약간 어색한 느낌은 들어도 지팡이 없이 걷게 되었어요. 이루 말할 수 없이 감사했습니다.

신의 손이나 다름없다고 생각해 나도 모르게 악수를 청하고, 인사를 드렸습니다. 지인들이 "대체 어떻게 나았어요?"라고 물어볼 만큼 기적의 부활이었어요. 일주일 뒤 다시 선생님의 스튜디오에 갔을 때는 흔들림 없이 큰 보폭으로 20미터를 걸었어요. 그동안의 통증은 대체 뭐였을까 싶습니다.

실은 15년 전, 왼쪽 발꿈치뼈가 부러져 뼈와 주변 조직에 손상을 입고 나서 걸을 때 특이한 버릇이 생겼어요. 긴 거리는 걷지 못했는데 이번에 걷는 법도 제대로 배웠습니다. 집에서 골프공을 밟고 발의 아치를 부드럽게 풀어주는 훈련도 시작했고요. 매일 몇 분씩 실시했더니 지금은 1시간 동안 큰 보폭으로 성큼성큼 걸을 수 있어요. 잠도 제대로 못 자던 제가 이제는 운전까지 편안하게 합니다. 가네코 선생님께 진심으로 감사합니다.

〈사쿠라이 씨의 허리 디스크〉

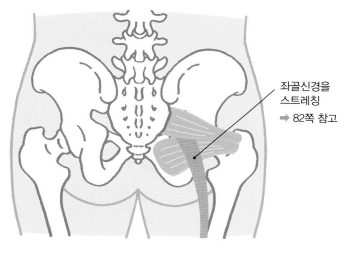

좌골신경을
스트레칭
➡ 82쪽 참고

기본 중의 기본 '자세와 걷는 방식'
철저히 개선하고자 노력하면서 좋아졌다!

사쿠라이 씨가 겪은 통증의 원인은 좌골신경에 있습니다. 좌골신경은 엉덩이부터 허벅지 뒤, 무릎 뒤, 정강이 앞, 발바닥까지 흐르는 신경이에요. 또 골절 이후 발뒤꿈치가 바깥으로 틀어져 왼쪽 요추에 부담이 실린 상태였습니다. 걸을 때 발뒤꿈치로 내딛는 대신 엄지발가락부터 착지하게끔 의식하도록 강조하고, 발바닥에 힘을 싣도록 했습니다. 노력을 거듭한 결과 이제 스튜디오에 오지 않아도 될 만큼 좋아졌어요.

> 잠들기조차
> 힘든 통증도 몸을 바르게
> 사용하면 놀랄 만큼 나아져요!

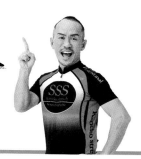

제1장에서는 놀라운 치료 사례를 소개했습니다.
모든 통증을 없애주는 '신경계 스트레칭'이란 어떤
것일까요?
이제부터는 다양한 증상에 효과적인 두 가지 신경계
스트레칭을 소개합니다.

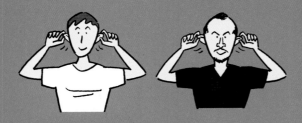

PART 2

만성통증이
말끔히
사라지는
신경계
스트레칭이란?

통증을 유발하는 것은
'신경'입니다.
압박되어 눌린
신경을 찾아
호흡을 통해 바로잡습니다.

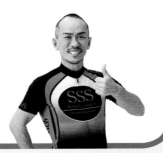

현대 의학의 사각지대, 신경이 통증의 원인이다.

신경계 스트레칭으로 통증이 사라지는 이유는 무엇일까요? 우선 통증의 원인에 대해 설명하겠습니다. '통증 위치가 분명하지 않거나 달라질 때', '통증이 3개월 이상 지속될 때'는 몸 어딘가의 신경이 압박되고 눌리면서 통증이 발생하는 경우가 대부분입니다.

상처나 골절이 없는데도 통증이 느껴지는 '만성통증'은 현대 의학으로 해결하기가 좀처럼 쉽지 않습니다. 진정제, 찜질 등의 대증요법이나 결과 예측이 어려운 수술을 받을 때가 많습니다. 신경계 스트레칭은 통증을 유발하는 눌린 신경에 접근하여 치료하는 방식을 추구합니다.

신경계 스트레칭으로 만성통증을 해결하고, 같은 통증이 발생하지 않도록 잘못된 자세나 걷기 방식을 개선하는 가네코 방식을 따른다면 오랫동안 통증 없이 행복한 인생을 보낼 수 있습니다. '나이 들면 몸이 아파지기 마련이다'라는 생각은 옳지 않습니다.

- 오랜 통증을 해소할 수 있다.

- 짧은 시간 내에 효과가 나타난다.

- 근육을 스트레칭할 때보다 통증이 덜하다.

- 효과가 오래 지속되며 웬만해서는 예전 상태로 돌아가지 않는다.

통증의 근본적인 원인을 찾아 효율적으로 개선한다.

만성통증의 90% 이상은 신경이 원인입니다. 신경계 스트레칭은 근육을 늘이는 스트레칭과 다릅니다. 통증을 일으키는 눌린 신경을 바로잡아 통증의 근본 원인을 없애는 스트레칭입니다.

근육 스트레칭만 하면 시간이 흐른 뒤, 통증이 재발하기도 하지만, 신경계 스트레칭은 원인이 되는 부위를 알아내면 통증이 단시간에 완화되고 효과도 오래 지속되며, 웬만해서는 예전 상태로 돌아가지 않습니다. 굉장히 효율적입니다.

어디에서도 고치지 못한 만성통증이 사라진 사례도 많고 포기했던 증상도 나을 가능성이 있습니다.

만성통증에 시달릴 때 근육을 풀어줄 필요는 없다고 봅니다. 사실 근육을 움직이는 것은 신경입니다. 근육에 접근하는 방식은 겉만 훑어보는 것과 다름없습니다. 그보다는 통증의 원인인 눌린 신경을 신경계 스트레칭으로 바로잡고, 동작을 자유롭게 취할 수 있도록 만들어야 합니다. 그렇게 하면 통증은 점차 사라집니다.

먼저 **10초** 귀 신경계 스트레칭

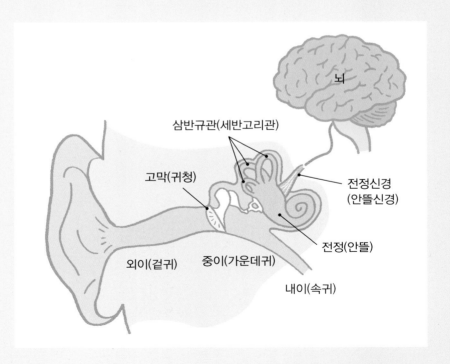

- 뇌
- 삼반규관(세반고리관)
- 고막(귀청)
- 전정신경 (안뜰신경)
- 전정(안뜰)
- 외이(겉귀)
- 중이(가운데귀)
- 내이(속귀)

기압의 변화나 편두통 등 흔한 통증을 해결!

사람이 느끼는 피로를 크게 두 종류로 나누면 몸의 피로와 마음의 피로가 있습니다. '마음'을 과학적으로 바꿔 말하면 '뇌신경'인데, 귀의 신경 '전정감각(안뜰감각)'은 뇌신경과 직결되어 있어서 귀를 풀어주면 뇌의 긴장이 누그러집니다.

뇌가 피곤한 상태인지 알아보는 간단한 방법이 있습니다. 눈을 감고 10초 동안 한 발로 서 보세요. 뇌가 피곤하면 몸이 바로 휘청입니다. 눈을 뜨고 한 발로 설 때보다 훨씬 어렵습니다. '내가 똑바로 서 있다'는 걸 인식하는 센서는 발바닥과 눈 그리고 귀의 신경인 전정감각에 있습니다. 눈은 평소에 약 80%의 정보를 수용합니다. 눈으로 들어오는 정보를 차단하면 뇌와 연결된 전정감각의 역할이 커져 귀, 뇌가 피곤한지 파악할 수 있습니다. 어쩐지 나른하다 싶으면 전정신경을 과하게 썼을 가능성이 높습니다.

날씨나 기압의 변화로 컨디션이 안 좋거나 두통, 목 결림 등의 증상도 전정감각이나 내이신경 등, 귀와 연결된 뇌신경과 관련이 있습니다. 귀를 풀어주면 이러한 신경의 긴장이 누그러져 건강해집니다. 방법은 매우 간단합니다. 귀 신경 스트레칭을 꼭 습관으로 만들어보세요.

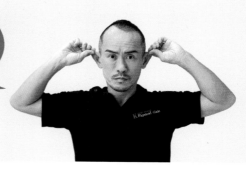

어디서든 가능해요!
귀를 여러 방향으로 당기기만 해도 컨디션이 좋아져요!

귀 신경계 스트레칭 방법

1

이륜(귀둘레)을 당긴다.

먼저 귀의 윗부분 '이륜'을 잡고, 사선 위 방향으로 1초×10회 당깁니다. 당길 때 입으로 '후' 하고 숨을 내쉽니다.

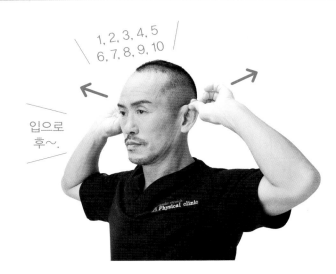

1, 2, 3, 4, 5
6, 7, 8, 9, 10

입으로
후~.

귀에 대해서 알아보기

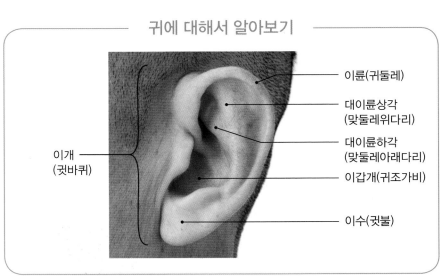

이륜(귀둘레)

대이륜상각
(맞둘레위다리)

대이륜하각
(맞둘레아래다리)

이갑개(귀조가비)

이수(귓불)

이개
(귓바퀴)

46

2

대이륜상각을 당긴다.

귀둘레보다 살짝 안쪽의 볼록한 부분 '대이륜상각'을 잡고 10회 당깁니다.

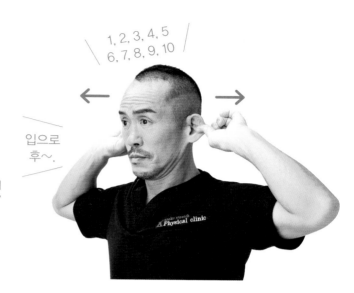

1, 2, 3, 4, 5
6, 7, 8, 9, 10

입으로 후~.

3

이수를 당긴다.

귓불이라고 부르는 '이수'를 잡고, 바깥쪽으로 늘이듯 5회 정도 아래로 당깁니다.

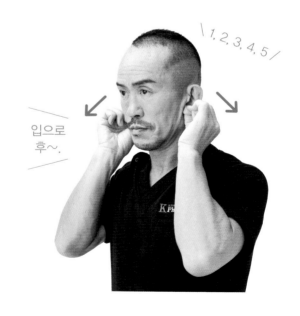

1, 2, 3, 4, 5

입으로 후~.

유튜브로도 체크!

이어서
5초 교근 신경계 스트레칭

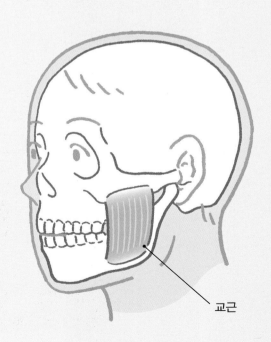

교근

무의식중 이를 꽉 무는 습관이 두통, 목이나 어깨 저림을 유발한다.

얼굴 볼을 만진 상태에서 가볍게 위아래 치아를 자연스럽게 물어보세요. 볼록 나오는 근육이 느껴질 텐데 이것이 바로 '교근'이에요.

이를 꽉 물면 교근이 긴장합니다. 체중만큼의 매우 무거운 부하가 실린다고 알려져 있어요. 이를 꽉 물면 몸 전체가 긴장되고, 목이나 어깨 부위에 통증이 생깁니다.

깨어 있을 때보다 자는 동안 무의식중 이를 꽉 물기 쉬워서 교근으로 생긴 통증은 예방이 어렵습니다. 다만 잠들기 전, 교근 신경계 스트레칭으로 풀어주면 몸이 이완될 때가 많습니다.

이를 꽉 물면 목 통증, 어깨 결림, 저림, 두통이 생깁니다. 또 턱의 긴장이 목에도 긴장을 일으켜 팔이 올라가지 않는 사십견, 오십견 등 다양한 원인으로 작용합니다. 교근 신경계 스트레칭을 하면 사람에 따라서는 아주 많은 부위에 효과를 보기도 합니다.

만성통증이 있거나 늘 컨디션이 안 좋은데, 스트레칭을 해도 나아지지 않는 분은 꼭 한번 교근 신경계 스트레칭을 시도해보세요.

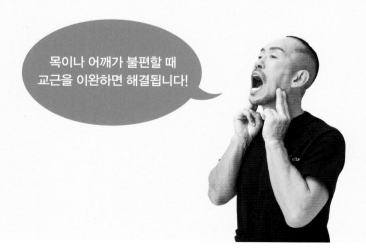

목이나 어깨가 불편할 때
교근을 이완하면 해결됩니다!

교근 신경계 스트레칭 방법

1

교근의 위치를 체크

볼에 손을 대고, 위아래 치아를 물 때 볼록 나오는 부분이 '교근' 입니다. 그곳을 검지와 중지로 댑니다.

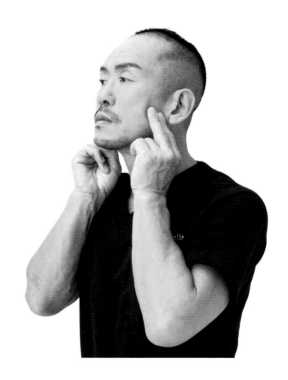

\ POINT /

잠들기 전에
실시하면 효과적!

유튜브로도 체크!

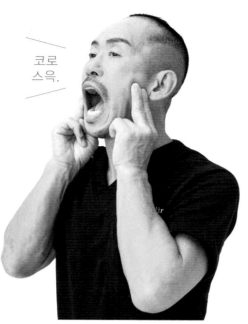

코로
스윽.

2

숨을 들이쉬고
입을 벌린다.

손가락을 댄 상태에서 입을
크게 벌리고 코로 숨을 마십
니다. 창피해하지 말고 입을
크게 벌려 보세요.

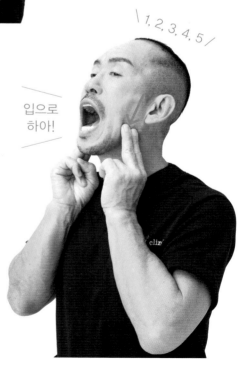

1, 2, 3, 4, 5

입으로
하아!

3

손가락을 위에서
아래로 내린다.

입으로 숨을 내쉬면서 5초
동안 손가락을 교근에 대고
위에서 아래로 쓸어내립니
다. 2~3회 반복하세요.

더 알고 싶은
신경계
스트레칭
Q&A

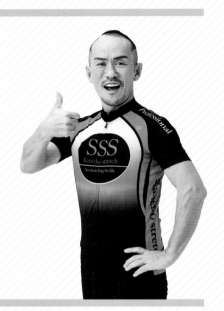

Q 먼저 어느 부위부터
스트레칭을 시작해야 하나요?

A '귀' 부터 시작해보세요.

간단하게 실시할 수 있는 '귀 신경계 스트레칭'(46~47쪽)
부터 시작해봅시다. 다양한 증상이 개선됩니다. 귀를 잡고
호흡만 해도 신경계 스트레칭의 효과를 간단하게 누릴 수
있어요. 꼭 매일 매일 해보세요.

Q 혼자서 스트레칭을 해도 효과가 있나요?

A 물론입니다. 헷갈리면 동영상도 체크!

핵심을 파악하면 누구나 간단히 할 수 있어요. 기본적인 두 가지 신경계 스트레칭은 동영상을 보면서 하면 방법을 터득하기 쉽습니다.

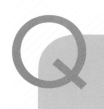

Q 신경계 스트레칭은 언제, 몇 번 하는 편이 효과적인가요?

A 아무 때나 해도 괜찮아요. 횟수는 각 스트레칭 안내 편에서 소개합니다.

기본적으로 언제든 괜찮습니다. 교근 스트레칭은 잠들기 전에 실시하면 더 효과적이지만 여유 있을 때 해도 됩니다. 횟수는 각 스트레칭을 안내할 때 제시한 기준을 참고하세요. 꾸준히 해야 효과가 있습니다. 신경계 스트레칭은 짧은 시간 내에 할 수 있으니 꼭 습관으로 만들어보세요. 통증을 일으켰던 눌린 신경이 자연스럽게 올바른 형태로 자리잡습니다.

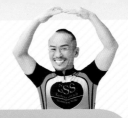

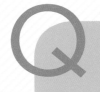

신경계 스트레칭은 얼마나 해야 효과가 나타날까요?

A 기본적으로는 바로 효과가 나타납니다!

한 번의 시술로 오랫동안 시달렸던 통증에서 벗어난 사례가 있습니다. 스스로 실시할 때도 가벼운 증상이라면 즉시 효과가 나타나고 때에 따라서는 1개월 동안 지속해야 효과를 실감합니다. 효과를 느끼지 못한다면 부위를 잘못 파악했거나 스트레칭 강도가 부족하기 때문일 수 있습니다.

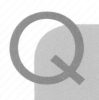

신경계 스트레칭을 할 때 의식해야 할 점이 있나요?

A 코로 '흡' 숨을 마시고, 입으로 '후' 숨을 내쉬기.

신경계 스트레칭을 할 때 의식할 점은 '호흡'입니다. 코로 '흡' 숨을 마시고, 입으로 '후' 숨을 내쉬면서 해보세요. 호흡을 하면 긴장으로 경직되었던 신경이 부드럽게 풀리면서 눌렸던 신경을 바로잡기 쉬워져요. 숨을 참으면 신경의 긴장이 풀리지 않습니다!

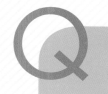

Q 병원이나 접골원 치료로는 고치지 못한 증상이 좋아지는 이유는 무엇인가요?

A 전 세계적으로 물리치료사가 만성통증의 치료를 맡고 있어요.

만성통증에 관해서는 정형외과에서도 딱히 치료법이 없고 마사지로 도 바로잡기 힘듭니다. 특히 접골원의 유도정복사(일본 전통 의술에 따라 일상생활 중에 발생한 골절, 타박상, 탈구 등을 손으로 치료하는 전문가. 일본의 국가자격)는 해부학을 배우지만 의학과는 다른 분야입니다. 신경계 스트레칭의 기본인 재활의학은 우리와 같은 물리치료사의 전문 분야예요. 통증의 근본 원인에 접근할 수 있습니다.

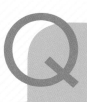

Q 만성통증을 방치하게 되면 어떤 안 좋은 일이 발생할까요?

A 스트레스 호르몬 증가 등 마음에도 악영향을 끼칩니다.

'좀 아프지만, 견딜 만한' 수준의 통증이야말로 주의해 야 합니다. 통증을 방치하면, 스트레스 호르몬이라 불리는 코르티솔이 증가하여 사람에 따라서는 심적으로도 좋지 않은 영향을 받습니다. 집중력도 저하되고, 좋을 것이 하나도 없습니다. 지금 바로 신경계 스트레칭을 통해 개선해보세요!

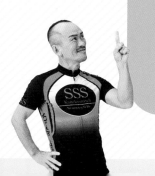

통증의 원인은 아픈 부위 그 자체가 아니라 '눌린 신경'에 있어요! 많은 분이 시달리는 각 통증에 효과적이고, 혼자서도 간단하게 할 수 있는 신경계 스트레칭을 소개합니다.
통증이 있는 부위부터 꼭 도전해보세요.

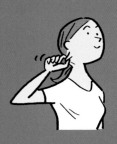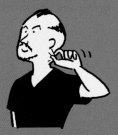

PART 3

통증 부위별
신경계
스트레칭의 방식

목의 통증

흉쇄유돌근 속
부신경(더부신경) 스트레칭

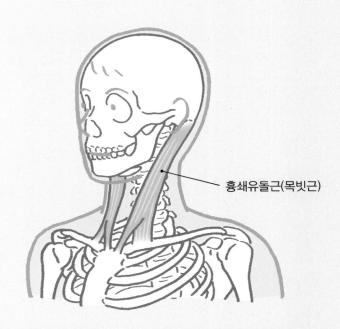

흉쇄유돌근(목빗근)

흉쇄유돌근은 목의 유양돌기(꼭지돌기)에서 흉골, 쇄골을 향해 사선으로 뻗은 근육. 이 안에는 뇌신경에 연결된 부신경이 있다.

무의식적으로 혹사하는 목을 간단히 풀어줄 수 있다.

무거운 머리를 매일 지탱해주는 목. 오른쪽이나 왼쪽으로 돌리는 등 무의식적으로 많이 사용하는 중요한 부위예요. 목이 아프고, 돌아가지 않고, 결리는 등 목 부위에 통증을 앓는 많은 분들이 저를 찾아옵니다. 이러한 분들에게 '흉쇄유돌근 안에 있는 부신경 스트레칭'을 안내합니다.

흉쇄유돌근은 목을 좌우로 움직일 때 쓰이는 근육으로 피로가 쉽게 쌓이고 결리는 부위예요. 근육 안에 뇌신경과 연결된 부신경이 있어서 피곤하거나 긴장하면 목에 통증이 생기거나 두통이 발생합니다. 흉쇄유돌근 안에 있는 부신경을 스트레칭하려면, 이 부분을 잡은 상태에서 호흡을 하고, 확실히 문질러야 합니다. 신경의 감각수용기에 자극을 넣는 방향으로 문지르기 때문에 목의 신경이 쉽게 이완됩니다. 목의 가동 범위가 넓어져 단번에 편안하게 움직일 수 있어요.

참고로 이 신경계 스트레칭을 실시하기 전에 좌우를 바라볼 때, 각각 어느 정도까지 볼 수 있는지 시선의 한계점과 턱선을 기억해두면 얼마나 효과가 있는지 파악하기 쉬워집니다. 분명 스트레칭을 하기 전후로 가동 범위가 확실히 달라질 겁니다.

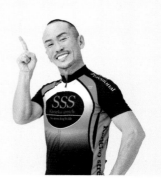

목의 통증 ①

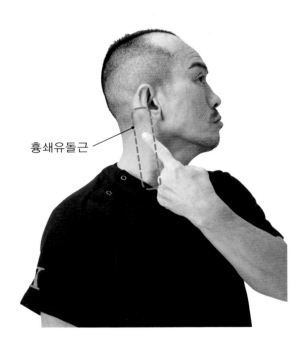

흉쇄유돌근

1

잡는 위치를 확인한다.

우선 흉쇄유돌근의 위치를 확인
합니다. 목에서 쇄골까지 튀어
나온 근육, 목의 뿌리에 가까운
부분입니다.

엄지와 검지로
잡는다.

뒤에서 보면 이 부분이에요.

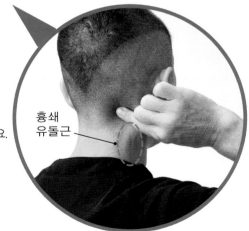

흉쇄
유돌근

2

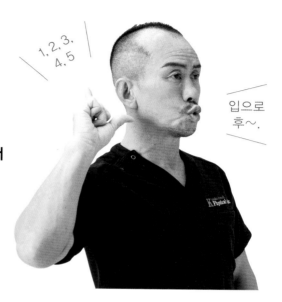

1, 2, 3, 4, 5

입으로 후~.

손가락을 뗀 상태에서 숨을 내쉰다.

손가락을 뗀 상태에서 5초간 입으로 숨을 전부 내쉽니다.

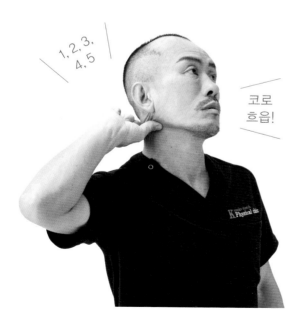

1, 2, 3, 4, 5

코로 흐읍!

3

잡으면서 숨을 마신다.

1에서 확인한 위치를 잡고, 5초에 걸쳐 코로 숨을 마십니다. 배를 부풀리는 이미지로 깊게 숨을 마셔보세요.

목의 통증 ②

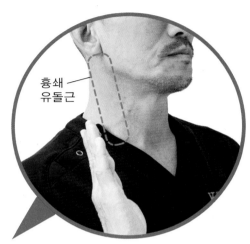

흉쇄유돌근을 의식하자!

귀 뒷부분부터 흉골, 쇄골까지 사선으로 뻗은 근육. 이 부위를 의식하며 문질러야 합니다.

흉쇄
유돌근

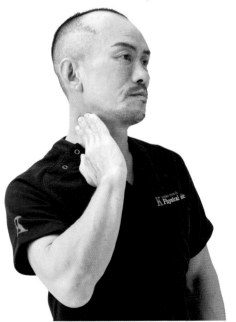

1

쇄골 윗부분에
손을 댄다.

흉쇄유돌근이 시작되는 쇄골 윗부분에 손을 댑니다.

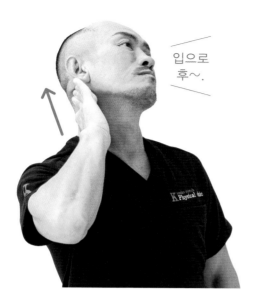

입으로
후~.

2

'아래→위'로 문지른다.

5초에 걸쳐 입으로 숨을 내쉬면서
아래에서 위로 문지릅니다. 위에서
아래 방향으로 문지르면 근육이 수
축하니까 NG.

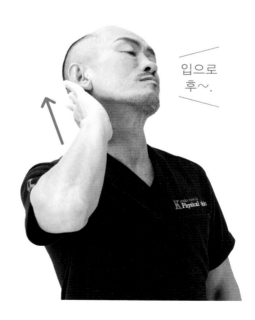

입으로
후~.

3

귀 윗부분까지
확실하게!

쇄골부터 귀 뒷면까지 3회
정도 문지릅니다. '근육을
지그시 문지르는 것'이 포
인트예요.

어깨 결림, 어깨 통증

상완신경총
스트레칭

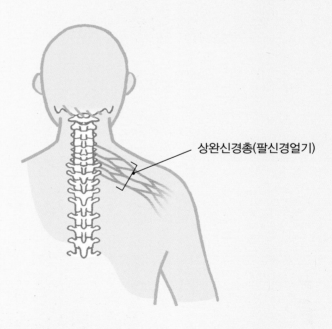

상완신경총(팔신경얼기)

척수에서 나온 제5 경추신경(목신경)부터 제8 경추신경(목신경), 제1 흉추신경(가슴신경)부터 이어지는 신경 뿌리를 총칭한 부위. 어깨, 팔에 큰 영향을 끼친다.

어깨부터 팔 통증의 원인은 거의 여기에 있다.

'상완신경총'이라는 단어가 낯설게 느껴질 텐데요. 어깨의 신경은 모두 여기를 지납니다. 신경이 복잡하게 얽혀 있으며 팔동작을 지배합니다. 어깨에서 팔, 손까지 저리거나 결리는 증상 및 피로가 나타나는 원인은 상완신경총과 관련이 있을 때가 많습니다. 목의 근육이나 쇄골, 갈비뼈, 가슴 근육이 압박되면 이 상완신경총에 증상이 나타납니다. 광범위한 부위가 원인이 될 수 있어 어깨 결림으로 시달리는 사람도 많습니다.

'어깨 통증'이 있을 때 팔을 내리고 스트레칭을 하는 편이 좋을지, 올리고 하는 편이 좋을지는 통증이나 저리는 부위에 따라 달라집니다.

목에 가까운 부위가 아프면 손을 내리고 스트레칭(66~67쪽)을, 등에 가까운 부위가 아프면 손을 올리고 스트레칭(68~69쪽)을 해야 효과가 있습니다.

그렇지만 만성통증일 경우, 아픈 부위를 특정하기 어렵습니다. 만약 어디가 아픈지 잘 모르겠다면 우선 두 가지 신경계 스트레칭을 다 시도해보고, 어느 쪽이 편해졌는지 확인해보세요. 그 후 느낌이 편안했던 스트레칭만 실시해도 됩니다.

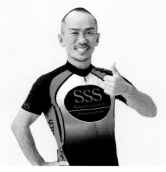

어깨 결림, 어깨 통증 ①

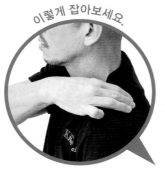

이렇게 잡아보세요.

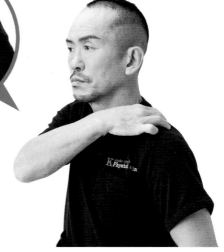

1

아픈 부위를 잡는다.

보통 어깨를 주무를 때 잡는 근육 부위나 아픈 부위를 잡아보세요. 힘을 강하게 주지 않아도 됩니다.

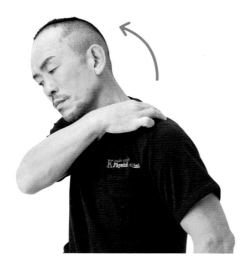

2

목을 기울인다.

잡은 채, 목만 바깥쪽으로 기울입니다.

3

숨을 마신다.

머리를 뒤로 보내고, 5초간 코로 숨을 마시면서 아픈 부분을 늘입니다.

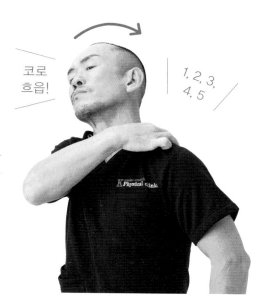

코로 흐읍!

1, 2, 3, 4, 5

4

숨을 내쉰다.

머리를 제자리에 두고, 5초에 걸쳐서 입으로 숨을 내쉽니다. 2~3회 반복합니다.

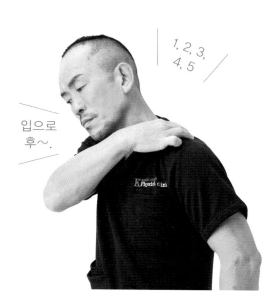

1, 2, 3, 4, 5

입으로 후~.

어깨 결림, 어깨 통증 ②

1

아픈 부위를 잡는다.

어깨를 주무를 때 잡는
근육이나 아픈 부위를
잡습니다. 힘을 강하게
주지 않아도 괜찮아요.

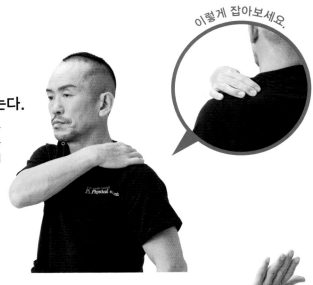

이렇게 잡아보세요.

2

팔을 올리고
목을 기울인다.

잡고 있지 않은 쪽의 팔을
올립니다. 팔꿈치와 손목
을 조금 구부리고, 목을 기
울입니다.

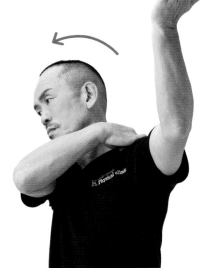

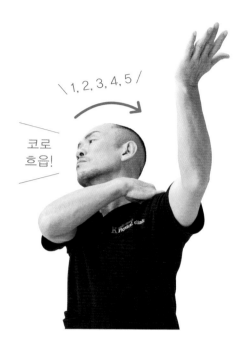

코로
흐읍!

1, 2, 3, 4, 5

3

숨을 마신다.

5초 동안 천천히 깊게 코로 숨을 마십니다. 통증이 누그러질 때까지 심호흡을 몇 번이고 반복하세요.

4

숨을 내쉰다.

머리를 제자리에 두고 5초 동안 입으로 숨을 내쉽니다. 2~3회 반복합니다.

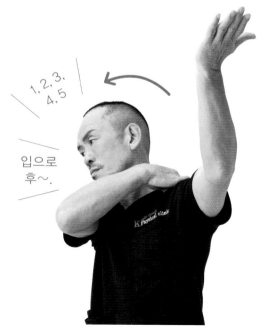

1, 2, 3, 4, 5

입으로
후~.

사십견, 오십견

(팔이 올라가지 않는다)

늑간신경 스트레칭

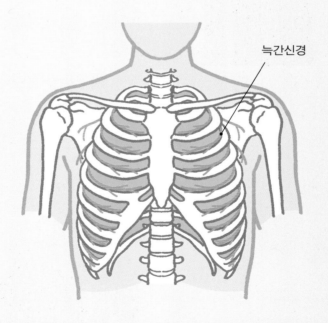

늑간신경

늑골(갈비뼈) 부위에 분포하는 신경이 늑간신경. 이 부위가 긴장하면 늑골의 위치가 변해 견갑골에도 영향을 주고, 팔이 올라가지 않는 증상으로 이어진다.

어깨가 올라가지 않는 증상은 견갑골에 원인이 있다.

팔을 못 올릴 때, 여러분은 어떻게 합니까? 어깨 마사지만 하고 있진 않나요?

그러한 방법은 '타이어에 구멍이 났는데 바퀴를 닦아 광을 내는' 것처럼 해결 방향을 엉뚱하게 잡은 것입니다.

'어깨를 올리는 동작'은 두 개의 관절로 이루어집니다. 하나는 견관절(어깨 관절)이에요. 하지만 **견관절만으로는 지면에서 120도까지만 팔을 올릴 수 있어요.**

나머지 60도가 올라가지 않는 건 대부분 사십견이나 오십견일 때 나타나는 증상입니다. 그렇다면 남은 60도는 무엇이 담당할까요? 바로 **견갑골(어깨뼈)입니다.** 견갑골을 세게 누르면 건강한 사람도 팔이 올라가지 않아요. 이때 스트레칭을 해야 할 부위는 늑간신경, 즉 늑골 부위입니다.

견갑골과 늑골은 붙어 있어서 **늑간신경이 긴장하면 늑골의 가지런한 형태가 흐트러집니다. 결국 견갑골에 영향을 끼쳐 팔이 올라가지 않아요.** 스트레칭을 통해 늑간신경을 부드럽게 해주면 견갑골이 확실히 움직이면서 지금껏 여러 차례 치료해도 움직이지 않던 어깨가 원활하게 올라갑니다.

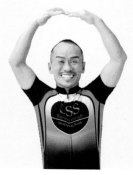

사십견, 오십견 ①

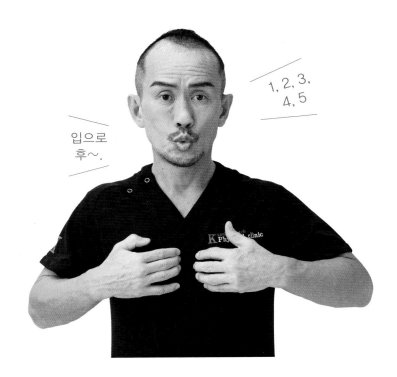

입으로
후~.

1, 2, 3,
4, 5

1

누르면서 숨을 내쉰다.

가슴 주변의 '위쪽 늑간'을 누르면
서 5초간 입으로 숨을 내쉽니다. 너
무 강하게 누르면 늑골이 부러질
위험이 있으니 주의하세요.

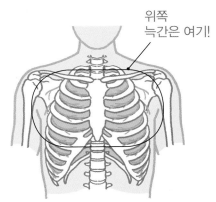

위쪽
늑간은 여기!

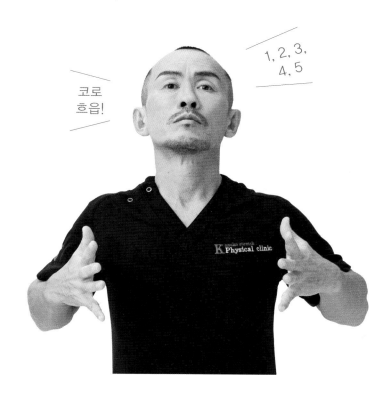

코로
흐읍!

1, 2, 3,
4, 5

2

손을 떼고 숨을 마신다.

손을 떼고, 5초 동안 코로 숨을 마
십니다. 늑골이 넓어진다고 상상해
보세요. 2~3회 반복합니다.

사십견, 오십견 ②

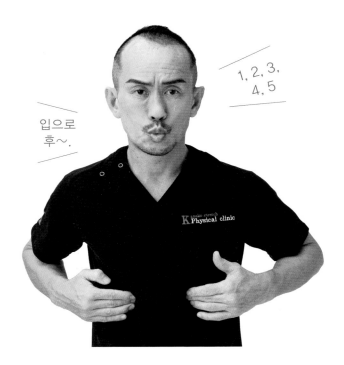

입으로
후~.

1, 2, 3,
4, 5

1

누르면서 숨을 내쉰다.

가슴 밑 부분 '아래쪽 늑간'을 누르
면서 5초 동안 입으로 숨을 내쉽니
다. 너무 강하게 누르면 늑골이 부
러질 위험이 있으니 주의합니다.

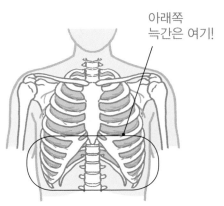

아래쪽
늑간은 여기!

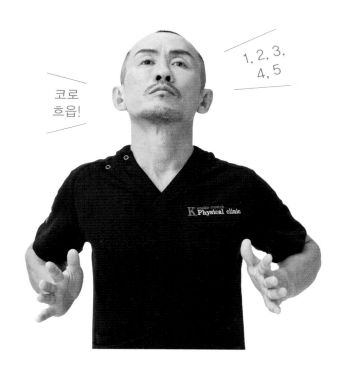

코로
흐읍!

1, 2, 3,
4, 5

2

손을 떼고 숨을 들이쉰다.

손을 떼고 5초에 걸쳐 코로 숨을 들
이쉽니다. 늑골이 넓어진다고 상상
해보세요. 2~3회 반복합니다.

허리 통증

경직된 복벽(배벽)
스트레칭

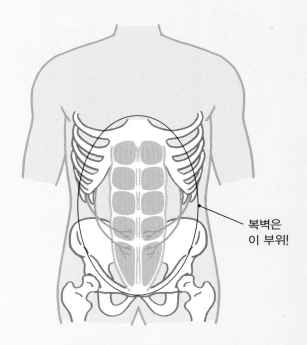

복벽은
이 부위!

복벽은 내장을 보호하기 위한 배의 벽이다. 피부나 피하지방, 근
육, 복막으로 구성되어 있다. 수축하여 딱딱해진 복벽이 허리 통
증을 유발한다.

허리 통증의 진범? 사실은 '배'!

움직일 때도, 앉을 때도, 가만히 있어도 허리가 아픈 분들이 있죠. 마사지를 해도 낫지 않는 허리 통증에 시달리고 있다면 집중해주세요. 통계에 따르면 허리 통증의 약 85%가 원인 불명이라고 합니다.

실제로 무엇을 해도 낫지 않는 많은 분이 저를 찾아오십니다. 예전에 허리 통증 환자 100명을 모아서 실험을 해봤는데 허리 통증에 시달리는 사람 대부분은 배가 긴장된 상태였고 딱딱했습니다. 배 스트레칭을 실시하자 아무리 허리를 주무르거나 눌러도 낫지 않았던 사람들 모두 허리 통증에서 벗어났습니다.

믿기 어렵겠지만 허리 통증의 진범은 바로 '배'예요. 배에는 근육과 내장을 나누는 '복벽'이 있으며, 복벽이나 복부의 내장에는 신경이 흐릅니다. 이 신경 위에 있는 막이 긴장되어 딱딱해지면서 앞에서 허리를 당기는 현상이 허리 통증을 일으킵니다.

여성은 월경 중에 허리 통증이 자주 발생합니다. 체감한 분들이 많을 텐데요. 아픈 부분인 '통점'과 직접적인 원인이 되는 '통증 유발점'이 달라서 부위를 알아차리기 어렵습니다. 허리 통증이 있는 부위를 배 부위부터 꾹 누르며 심호흡을 반복해보세요. 이렇게만 해도 허리가 가벼워집니다.

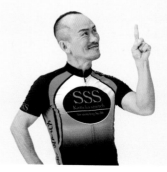

허리 통증 ①

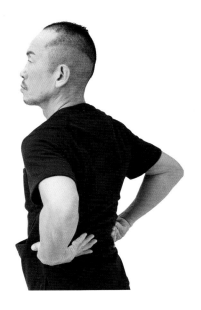

1

아픈 허리 부위를 확인한다.

먼저 어느 부분이 아픈지 확인합니다. 특히 강한 통증이 느껴지는 부분이 있을 겁니다. 통증이 심할 경우 누워서 실시해도 됩니다.

2

정반대 부분을 누른다.

허리 통증이 있는 곳과 정반대의 배 부위를 눌러봅니다. 누르면 아프고, 딱딱하게 긴장된 곳이 있나요? 여기가 바로 허리 통증을 일으키는 부위입니다.

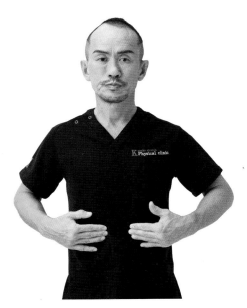

3

누르면서 숨을 내쉰다.

배를 꾹 누르면서 5초 동안 입으로 숨을 내쉽니다. 있는 힘껏 누르기보다는 부드럽게 힘을 주는 강도로 배를 눌러보세요.

\ 1, 2, 3, 4, 5 /

입으로
후~.

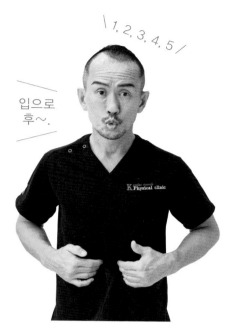

\ 1, 2, 3, 4, 5 /

코로
흐읍!

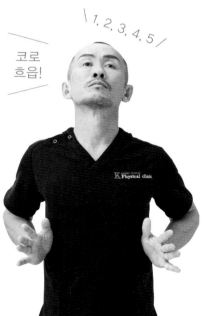

4

손을 떼고 숨을 마신다.

손을 떼고 5초 동안 코로 숨을 마십니다. 이때 긴장이 풀려요. 3~5회 반복하면 허리가 가벼워지는 감각이 느껴집니다.

허리 통증 ②

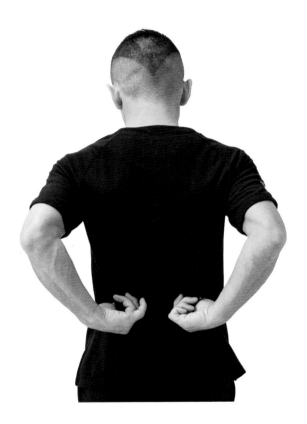

1

허리 통증 부위를 잡는다.

아픈 허리 부위에 직접 접근하고 싶
다면 시도해보세요. 허리 통증이 있
는 곳에서 특히 아픈 부위를 잡아봅
니다.

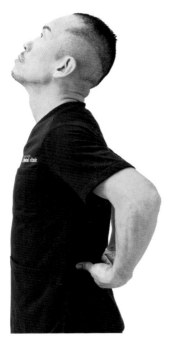

\ 1, 2, 3, 4, 5 /

코로
흡읍!

2

숨을 마신다.

아픈 부분을 잡은 채, 5초 동안
코로 숨을 마십니다.

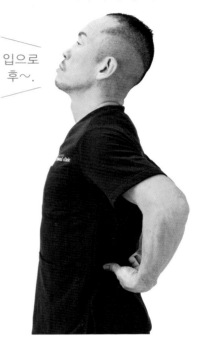

\ 1, 2, 3, 4, 5 /

입으로
후~.

3

숨을 내쉰다.

아픈 부분을 잡은 채 5초 동안
입으로 숨을 내쉽니다. 3~5회
반복하면 허리의 긴장이 이완
됩니다.

엉덩이 통증

(좌골신경통)

좌골신경(궁둥신경) 스트레칭

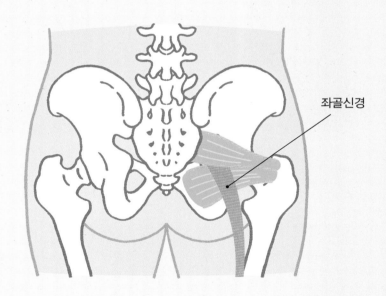

좌골신경

좌골신경은 엉덩이 밑에 있는 여러 신경 중에서 새끼손가락 정도의 두께라고 알려진, 인체에서 가장 두꺼운 신경!

오래 앉아 있어서 생기는 통증. 신경에 효과적인 해결책!

코로나 시대 이후, 엉덩이 통증을 호소하는 사람이 늘어났습니다. 그 이유는 외출할 기회가 줄고, 앉아 있는 시간이 늘어나면서 엉덩이 밑의 '좌골신경'이 계속 압박되기 때문입니다.

좌골신경은 인체를 둘러싼 무수한 신경에 비해 몇 배나 될 만큼 압도적으로 굵습니다. 새끼손가락과 비슷한 굵기입니다. 앉아 있는 내내 바깥쪽에서 신경을 누르기 때문에 앉아 있는 시간이 늘면 자연스럽게 엉덩이가 아파집니다.

좌골 신경은 엉덩이부터 허벅지 뒷면, 무릎 뒤를 거쳐 정강이 앞, 발바닥까지 길게 흐릅니다.

어쩐지 엉덩이가 아프거나 간지러울 때 이상한 느낌이 드는 다리의 무릎 뒤쪽을 만지면 아플 거예요. '좌골신경'으로 인해 발생한 통증입니다. 그대로 두면 낫지 않고, 오래 앉아 있을수록 근육 스트레칭으로는 좀처럼 낫지 않습니다.

하지만 좌골신경 그 자체를 제대로 늘이는 신경계 스트레칭을 실시하면 효과를 볼 수 있습니다. 근육을 늘이는 것이 아니기에 스트레칭 느낌은 들지 않습니다. 하지만 좌골신경 스트레칭을 제대로 실시하면 몇 분 내에 엉덩이 통증이 사라지는 감각이 느껴질 겁니다. 꼭 시도해보세요.

엉덩이 통증 ①

1

무릎을 굽히고
발바닥을 잡는다.

의자 등에 앉아서 한쪽 다리의
무릎을 굽히고 양손으로 발바
닥을 잡습니다. 발바닥을 잡을
때 잡기 쉬운 위치를 잡으면
됩니다.

2

발을 올리고
숨을 마십니다.

발을 가능한 범위 내에서 들어
올리고, 무릎을 약간 늘이면서
5초 동안 코로 숨을 마십니다.
2~3회 반복합니다.

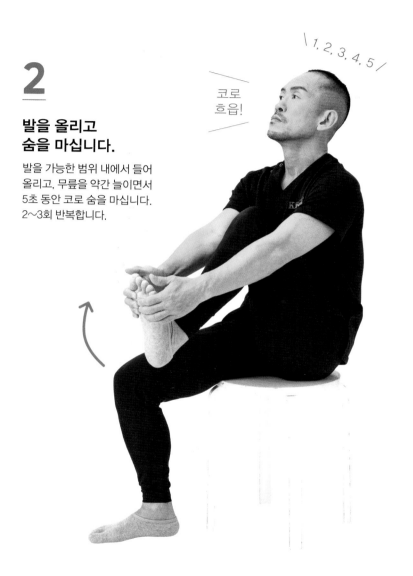

1, 2, 3, 4, 5

코로
흐읍!

엉덩이 통증 ②

1

발가락을 올린다.

이 방법은 발을 올리기 힘들 때
하는 스트레칭이에요. 의자에
앉은 채 한쪽 발을 올립니다.

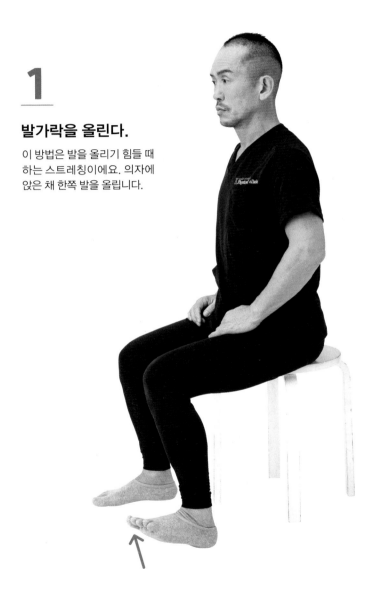

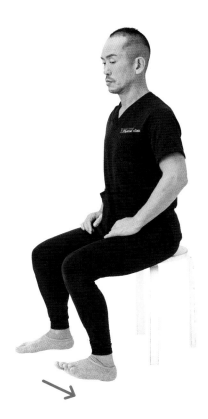

2

발을 바깥으로 돌린다.

발을 가능한 범위 내에서 바깥으
로 돌립니다.

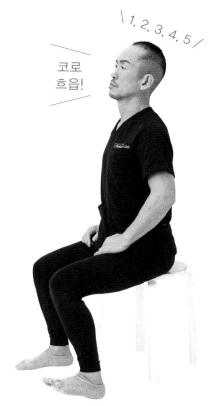

1, 2, 3, 4, 5

코로
흐읍!

3

숨을 마신다.

이 상태에서 발을 움직이지 않고,
5초 동안 코로 숨을 마십니다. 다
리 뒤쪽을 늘인다고 생각해보세
요. 2~3회 반복합니다.

무릎 통증

대퇴신경(넙다리신경) 스트레칭

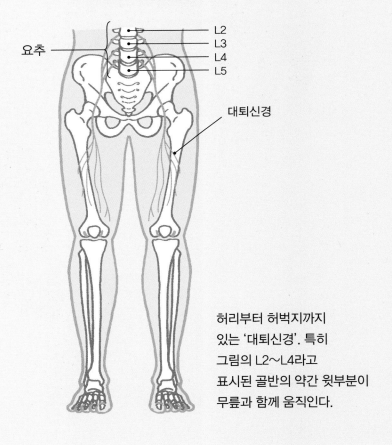

요추

L2
L3
L4
L5

대퇴신경

허리부터 허벅지까지
있는 '대퇴신경'. 특히
그림의 L2~L4라고
표시된 골반의 약간 윗부분이
무릎과 함께 움직인다.

무릎 통증의 원인은 허리! 대퇴신경에 접근.

무릎에는 쿠션 역할을 하는 반월판(반달판막)이나 인대 등 다양한 방향으로 움직이도록 돕는 여러 구조가 있어요. 인체 내에서도 꽤 복잡한 동작을 할 수 있는 부위입니다. 하지만 딱히 한 것이 없어도 어떠한 원인으로 무릎이 아파서 걷기 힘들고, 운동을 하면 바로 무릎에 통증을 느끼는 사람이 상당히 많습니다.

어떤 방법을 동원해도 무릎 통증이 낫지 않는 분에게 의외의 진실을 전할게요. 실은 무릎 통증의 원인은 무릎이 아니라 허리에 있는 경우가 많습니다. 무릎을 움직이는 신경은 옆쪽 그림에서 L2, L3, L4로 표시한 골반 약간 위쪽에 있는 요추(허리뼈)의 대퇴신경입니다. 이 신경이 허벅지나 무릎으로 연결되어 대퇴신경의 문제가 무릎에 나타나는 셈이죠.

만약 지금 오른쪽 무릎에 통증이 있는 분은 오른쪽 골반의 조금 윗부분을 만져보세요. 긴장해서 굳은 부분이 있을 겁니다. 대퇴신경 스트레칭을 한 후, 허리 긴장이 풀려 무릎 통증이 사라진 사례가 있습니다. 지금까지 그 어떤 치료를 해도 무릎 통증이 낫지 않았다면 꼭 시도해보세요.

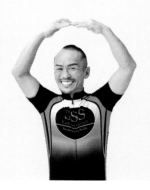

무릎 통증 ①

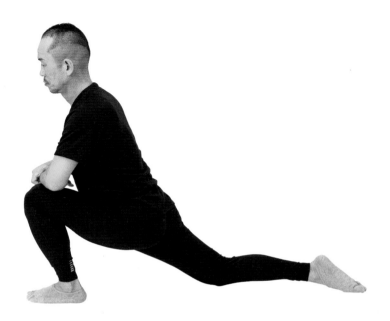

1

다리를 앞뒤로 벌리고
무릎을 세운다.

다리를 앞뒤로 크게 벌리고, 한쪽 무릎을
세웁니다. 다른 쪽 무릎은 바닥에 대고
뒤로 뻗습니다. 바닥에 닿은 무릎이 아플
수 있으니, 바닥에 요가 매트 등을 까는
편이 좋아요.

뒤에서 보면

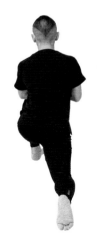

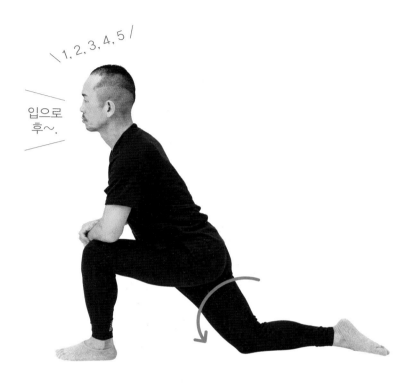

입으로
후~.

\ 1, 2, 3, 4, 5 /

2

다리를 안쪽으로 회전한다.

5초 동안 입으로 숨을 내쉬면서 뒤로 뻗은 다리를 골반부터 안쪽을 향해 회전합니다. 2~3회 반복합니다.

뒤에서 보면

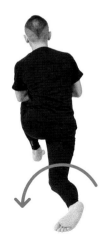

무릎 통증 ②

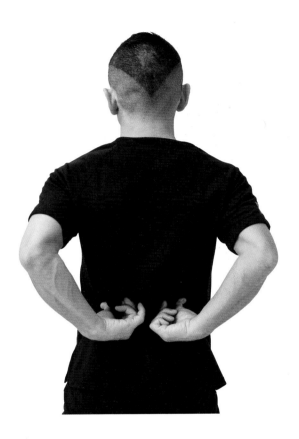

1   허리 주변을 잡는다.

허리 중 골반 윗부분(만지면 긴장해서 경직되는 곳 혹은 통증이 느껴지는 부위)을 세로로 꼬집듯이 잡습니다.

\ 1, 2, 3, 4, 5 /

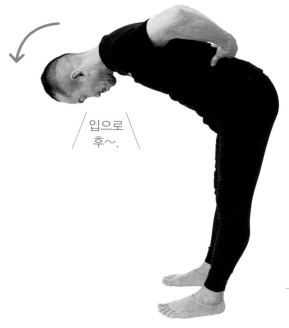

/ 입으로
후~. \

2

인사한다.

이 상태에서 깊게 5초 동안 숨을 내
쉬면서 천천히 인사를 합니다. 허리
를 잡은 손이 떨어지지 않도록 주의
합니다.

\ 1, 2, 3, 4, 5 /

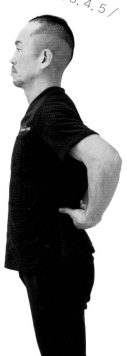

/ 코로
흐읍! \

3

원래 자세로 돌아온다.

코로 숨을 마시면서 5초 동안 원래
자세로 돌아오고, 잡은 손을 뗍니다.
2~3회 반복합니다.

손가락 통증, 저림

[엄지에서 중지]
정중신경 스트레칭

[약지·소지]
척골신경(자신경) 스트레칭

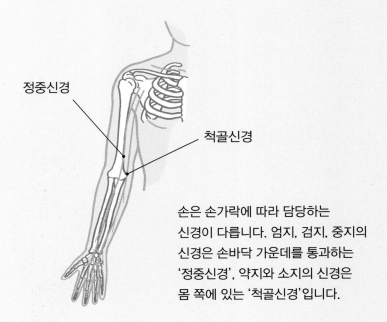

정중신경

척골신경

손은 손가락에 따라 담당하는
신경이 다릅니다. 엄지, 검지, 중지의
신경은 손바닥 가운데를 통과하는
'정중신경', 약지와 소지의 신경은
몸 쪽에 있는 '척골신경'입니다.

손, 손가락이 아프거나 저리면 대응하는 신경을 늘입니다.

다친 것도 아닌데 손이나 손가락이 아프거나 저리고, 통증 부위가 그 날그날 다르다면 원인은 '신경'에 있을지도 모릅니다. 최근 스마트폰을 보는 시간이 늘면서 손이나 손가락이 저리다고 호소하는 분이 늘고 있습니다.

신경이 통증을 유발하기 때문에 손이나 손가락을 마사지해도 통증이나 저림은 좀처럼 사라지지 않습니다.

손가락의 신경은 목부터 시작하여 쇄골이나 겨드랑이 아래를 지나 손가락 끝까지 이어집니다. 이 신경의 스트레칭을 하면 손동작이 편해질 거예요.

어느 손가락이 불편한지에 따라서 스트레칭법이 달라지니 주의해 주세요.

엄지, 검지, 중지는 손바닥 가운데 부분을 통하는 '정중신경'이, 약지와 소지는 정중신경보다 조금 더 몸 쪽을 흐르는 '척골신경'이 담당합니다. 다섯 손가락 전체에 통증이나 저림 증상이 있다면 두 가지 스트레칭을 모두 해보세요.

목에서 손가락까지 흐르는 긴 신경을 스트레칭하면 확실히 손가락을 움직이기 쉬워집니다.

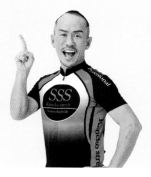

엄지부터 중지의 통증, 저림

1

**손가락 세 개를 세워서
신경 위치를 확인한다.**

주먹을 쥔 상태에서 엄지, 검지,
중지를 펴고 팔을 만져 팽팽해
진 부분을 찾습니다. 거기가 정
중신경이에요.

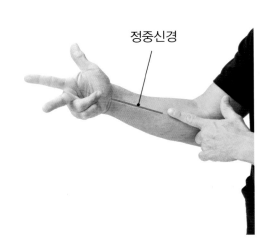

정중신경

2

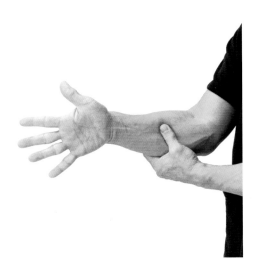

엄지를 댄다.

튀어나온 부분 중 팔꿈치에
가까운 쪽에 엄지를 댑니다.

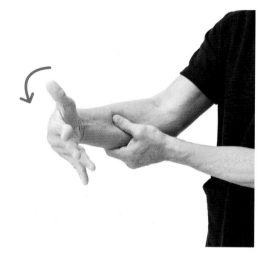

3

손목을 구부린다.

엄지를 댄 채, 손목을 안쪽으로
구부립니다.

4

밀어낸다.

손목을 안쪽으로 구부린 채, 입으
로 숨을 내쉬면서 엄지를 손목
쪽으로 5초 동안 밀어냅니다. 이
동작을 2~3회 반복합니다.

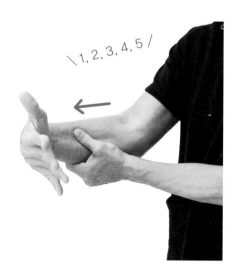

\ 1, 2, 3, 4, 5 /

약지, 소지의 통증, 저림

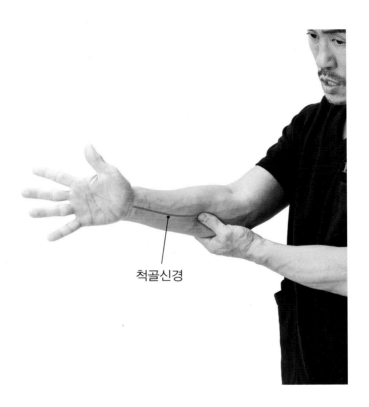

척골신경

1 신경 위치를 확인한다.

약지와 소지를 구부릴 때, 팔에서 팽팽해
진 부위를 찾습니다. 가운데보다 약간 몸
쪽에 가까운 위치에 있어요. 손가락을 활
짝 펼친 후, 팽팽해진 부위의 팔꿈치에서
가까운 곳에 엄지를 댑니다.

2

약지와 소지를
구부린다.

엄지를 댄 채, 약지와
소지를 구부립니다.

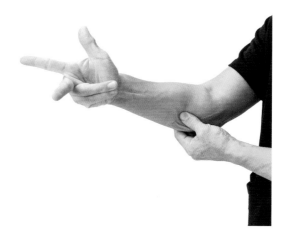

3

밀어낸다.

약지와 소지를 구부린 채,
입으로 숨을 내쉬면서 엄
지를 손목 방향으로 5초
동안 밀어냅니다. 2~3회
반복합니다.

\ 1, 2, 3, 4, 5 /

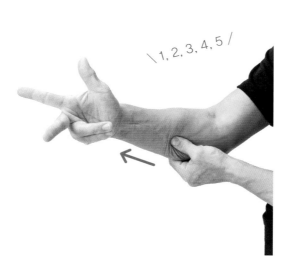

손가락 통증, 저림

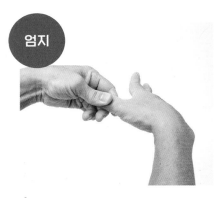

엄지

1 손가락을 잡는다.
손목을 구부려 엄지의 마디 끝을 잡습니다.

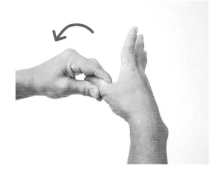

2 안쪽으로 돌린다.
엄지를 늘이면서 안쪽으로 돌립니다.

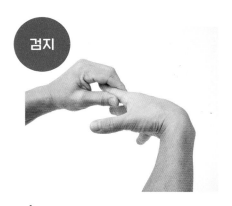

검지

1 손가락을 잡는다.
손목을 구부리고 검지를 쭉 펴서 잡습니다.

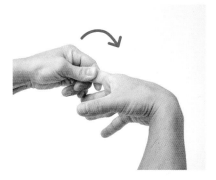

2 바깥으로 돌린다.
검지를 늘이면서 바깥으로 돌립니다.

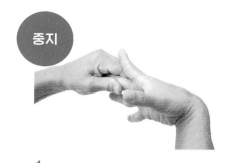

중지

1 손가락을 잡는다.

손목을 구부리고 중지를 쭉 펴서 잡습니다.

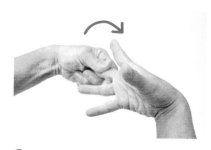

2 바깥으로 돌린다.

중지를 늘이면서 바깥으로 돌립니다.

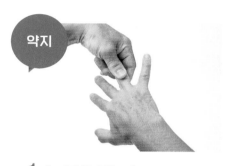

약지

1 손가락을 잡는다.

손목을 뒤로 젖히고, 약지를 잡습니다.

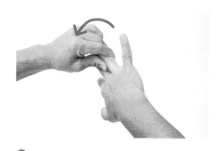

2 안으로 돌린다.

그 상태에서 안으로 돌립니다.

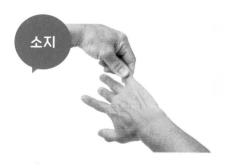

소지

1 손가락을 잡는다.

손목을 뒤로 젖히고, 소지를 잡습니다.

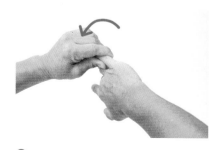

2 안으로 돌린다.

그 상태에서 안으로 돌립니다.

발목, 발바닥 통증

경골신경(정강신경) 스트레칭

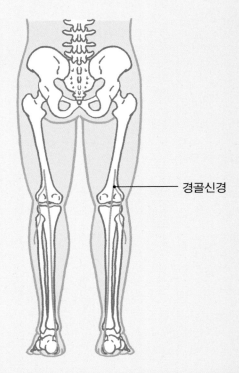

경골신경

좌골신경에서 갈라져 나온 경골신경. 무릎 뒤에서 종아리 뒤까지 이어져, 발목 안쪽을 통과해 발바닥이나 발가락 신경으로 흐른다.

발에 쥐가 나거나, 아프고, 붓는 다양한 증상 개선!

경골신경은 발을 뻗거나 발끝으로 서는 동작 등에 강한 영향을 끼칩니다. 여기가 경직되면 발가락을 발등 쪽으로 구부리기 어려워집니다. 그렇게 되면 발에 쥐가 나거나 걷기가 힘들어지면서 평소보다 더 피곤해지고, 앞으로 숙이지 못하는 증상이 나타납니다.

경골신경의 긴장 여부를 파악하려면 쭈그리고 앉는 자세를 해보면 됩니다. '몸을 숙일 수 있으나 일어서지 못하는' 분은 경골신경이 긴장되어 있을 때가 많습니다.

발바닥에 통증이 있다면 경골신경이 발바닥까지 이어지는 '외측족저신경(가쪽발바닥신경)', '내측족저신경(안쪽발바닥신경)'이 긴장했을 가능성이 높습니다. 이 부위가 긴장되면 계속 발바닥이 당겨진 상태가 되어 발등에 쓸데없이 힘이 들어갑니다.

사실 이 증상은 현대병입니다. 발등에 힘이 들어가는 사람이 90%가 넘습니다. 본래 발에 가해지는 충격은 발가락으로 완화할 필요가 있으나 대부분 발등이나 발바닥 근육으로 흡수합니다. 그 결과 발이 붓거나 피곤해집니다. 무지외반증도 '발등에 힘이 실려서' 생깁니다. 발목이나 발바닥에 통증이 있는 사람은 물론 무의식중에 발등과 발바닥에 힘을 가하는 사람이 굉장히 많아요. 이 모든 분에게 경골신경 스트레칭을 권합니다.

발목, 발바닥 통증 ①

1

의자에 다리를 올린다.

선 상태에서 의자에 한쪽 다리를 올립니다.
너무 높으면 하기 어려우니 무릎 높이와 비
슷한 의자가 없다면 의자가 아닌 다른 물건
으로 대체해도 됩니다.

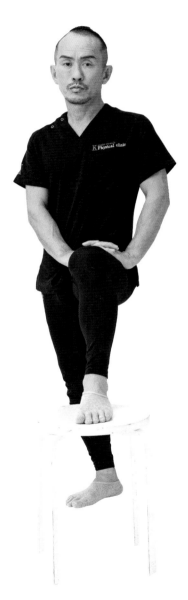

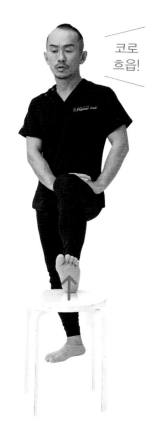

코로
흐읍!

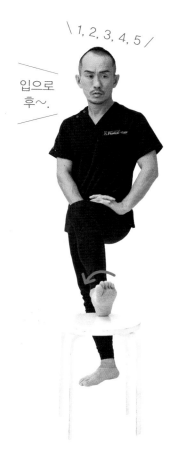

1, 2, 3, 4, 5

입으로
후~.

2

발가락을 올린다.

의자에 올린 다리의 발가락을
올리고, 코로 숨을 마십니다.

3

새끼발가락 쪽을 올려
숨을 내쉰다.

새끼발가락 쪽을 올리고 5초 동안 입으로
숨을 내쉽니다. 엄지발가락을 내리고 안
쪽으로 비튼다고 생각하며 움직여보세요.
양쪽 발 모두 2~3회 반복합니다.

발목, 발바닥 통증 ②

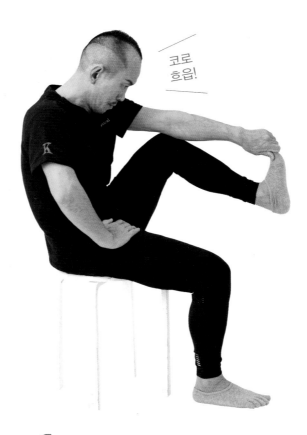

코로
흐읍!

1

발가락을 잡는다.

의자에 앉아서 한쪽 다리를 들고 발가락을
잡습니다. 코로 숨을 마십니다.

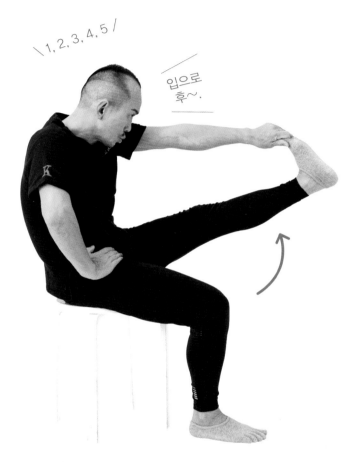

\ 1, 2, 3, 4, 5 /

입으로
후~.

2 무릎을 펴고 숨을 내쉰다.

발가락을 잡은 채 다리를 쭉 펴고, 5초 동안
입으로 숨을 내쉽니다. 다리가 약간 구부러
져도 괜찮아요. 양쪽 다리 모두 2~3회 반
복합니다.

마지막으로 가네코식 스트레칭을 시술할 때 거의 모든 동작에서 공통으로 실시하는 호흡법을 다룹니다. 깊은 호흡을 통해 신경계 스트레칭으로 가다듬은 신경이, 척추 부위부터 바른 위치에 놓이도록 합니다. 통증 없는 몸을 오래 유지하기 위한 마무리 단계로 '리셋 호흡'을 소개합니다.

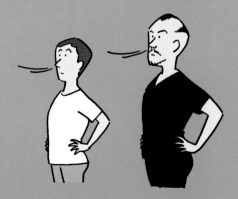

PART 4

가다듬은
신경을
바른 위치에
유지하는
리셋 호흡

신경이 모여 있는 부위는
등뼈=척주.

리셋 호흡으로
등뼈를 가다듬고
신경을 바른 위치에 두고
유지.

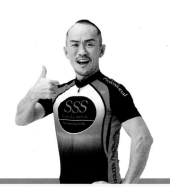

몸과 건강의 근간인 등뼈와 호흡을 소중히!

신경계 스트레칭에서 가장 중요한 '신경'이 모여 있는 부위는 척주, 즉 등뼈 부근입니다. 굽은 등뼈는 다른 신경에 악영향을 끼쳐 여러 신체 부위의 컨디션이 안 좋아집니다.

이 책에서 '호흡'에 대해 여러 번 반복해서 언급했는데, 신경계 스트레칭을 할 때 의식을 두어야 할 부분은 '호흡'입니다. 아무리 정확하게 아픈 부위를 짚어도 '마시면서 늘이지' 못하면 아쉬운 결과에 그치고 맙니다. 그만큼 호흡은 중요한 요소입니다.

그래서 등뼈를 가다듬고, 신경을 바른 위치에 두고 유지하는 '리셋 호흡'을 제안합니다. 제가 '신경계 스트레칭'을 만들기 전부터 실시해온 일반적인 호흡인데 척수가 더 원활하게 흐르도록 도와줍니다. 지금도 '신경계 스트레칭' 시술의 마지막 단계에서 실시합니다.

제가 시술할 때는 '저의 다리를 환자의 등에 대고, 코로 숨을 들이쉬면서 몸을 천천히 뒤로 기울게 합니다. 이 상태에서 숨을 참고 배를 부풀렸다가 안으로 조이며 3초간 유지'하는 방법을 진행하는데요. 혼자서도 실시하도록 고안한 호흡법을 소개합니다.

리셋 호흡

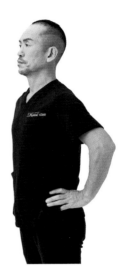

1

허리에 손을 댄다.

허리에 손을 대고 몸을
지지한 상태에서 똑바
로 섭니다.

2

가슴을 내민다.

다음으로 가슴을 천천
히 들어 올리세요. 이
때 어깨 힘을 빼고, 어
깨를 밑으로 내립니다.

3

머리를 앞으로 내민다.

목을 늘인다고 생각하며 머리를
앞으로 내밀어봅니다.

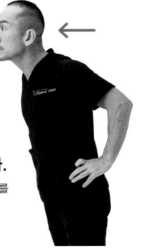

4

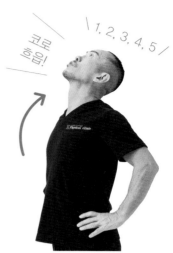

코로
흡입!

1, 2, 3, 4, 5

숨을 마시며 얼굴을 올린다.

코로 숨을 깊고 크게 마시며 배를 부풀
립니다. 5초에 걸쳐 얼굴을 확실히 들어
올려서 위를 바라보세요.

5

입으로
후~.

1, 2, 3, 4, 5

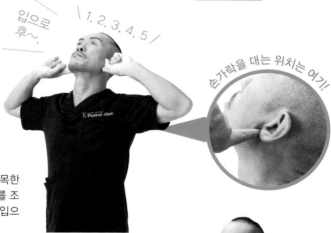

손가락을 대는 위치는 여기!

귓불 아래에
손가락을 대고,
숨을 내쉰다.

검지로 귓불 뒷부분의 오목한
곳을 누르는 동시에 배를 조
인 상태에서 5초에 걸쳐 입으
로 숨을 내쉽니다.

6

턱을 당기고, 손을 뗀다.

이대로 턱을 쓱 당기고, 귓불 아래에
대고 있던 손가락을 떼어냅니다. 몸이
가벼워진 느낌이 들면 잘한 거예요.

신경계 스트레칭으로
건강한 삶을 누리세요!

상처도 없고, 염좌나 골절도 없는데 통증을 느끼는 사람들이 있습니다. 병원에 가도 좀처럼 낫지 않는 현대의학의 사각지대, 만성통증. 이 통증을 해결할 방법으로 '신경계 스트레칭'을 체계화했습니다. 반복해서 말했듯이 대체로 통증이 있으면 근육에만 접근하려고 합니다. 하지만 근육을 움직이는 것은 신경입니다. 신경이야말로 만성통증의 가장 근본적인 원인입니다. 신경계 스트레칭은 짧은 시간 내에 효과적으로 통증을 없애고, 부드럽게 풀어줍니다. 그중에서도 비교적 간단하게 적용하기 쉬운 방식을 이 책에 정리했습니다. 실제로 해보면서 여러분의 몸과 마음이 조금씩 편해진다면 매우 기쁠 것 같습니다.

아무리 풍족하고 재정적으로 여유가 있더라도 통증에 시달리기 시작하면 사람은 불행해지고 미소를 짓기 어려워집니다. 건강한 신체는 행복의 매우 중요한 조건입니다. 또 건강하게 지내고자 할 때 만성통증을 없애고, 자세를 바로잡는 일이 중요합니다.

'스트레칭을 의학으로!'

이 문구와 함께 신경계 스트레칭을 널리 알리고 한 명이라도 건강하고 행복하게 오래 살 수 있도록, 많은 분에게 계속 힘이 되어주고 싶습니다. 이 책을 계기로 신경계 스트레칭을 접하게 될 여러분이 행복한 인생을 보내길 진심으로 기원합니다.

스트레칭 트레이너 · 물리치료사

가네코 다다시

10秒で長年の痛みが消える!神経系ストレッチ

© Tadashi Kaneko 2023
Originally published in Japan by Shufunotomo Co., Ltd.
Translation rights arranged with Shufunotomo Co., Ltd.
through Imprima Korea Agency.

통증이 잡힌다

초판 1쇄 인쇄 2024년 10월 9일
초판 1쇄 발행 2024년 10월 16일

지은이 가네코 다다시
옮긴이 문혜원
펴낸이 유정연

이사 김귀분
책임편집 조현주 **기획편집** 신성식 유리슬아 서옥수 황서연 정유진 **디자인** 안수진 기경란
마케팅 반지영 박중혁 하유정 **제작** 임정호 **경영지원** 박소영

펴낸곳 흐름출판(주) **출판등록** 제313-2003-199호(2003년 5월 28일)
주소 서울시 마포구 월드컵북로5길 48-9(서교동)
전화 (02)325-4944 **팩스** (02)325-4945 **이메일** book@hbooks.co.kr
홈페이지 http://www.hbooks.co.kr **블로그** blog.naver.com/nextwave7
출력·인쇄·제본 삼광프린팅(주) **용지** 월드페이퍼(주) **후가공** (주)이지앤비(특허 제10-1081185호)

ISBN 978-89-6596-662-3 03510